CHANGJIAN MANXINGBING DE XINJIE YU XINJIE:
YIXUE LUOJI SIWEI

常见慢性病的心结与新解：
医学逻辑思维

陈哲南　编著

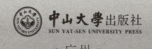

中山大学出版社
·广州·

版权所有 翻印必究

图书在版编目（CIP）数据

常见慢性病的心结与新解：医学逻辑思维/陈哲南编著. —广州：中山大学出版社，2019.11
ISBN 978-7-306-06733-3

Ⅰ.①常… Ⅱ.①陈… Ⅲ.①常见病—慢性病—防治 Ⅳ.①R4

中国版本图书馆 CIP 数据核字（2019）第 229840 号

出 版 人：	王天琪
策划编辑：	曾育林
责任编辑：	曾育林 谢贞静
封面设计：	曾 斌
责任校对：	马霄行
责任技编：	何雅涛
出版发行：	中山大学出版社
电　　话：	编辑部 020-84110771，84113349，84111997，84110779
	发行部 020-84111998，84111981，84111160
地　　址：	广州市新港西路135号
邮　　编：	510275　传　　真：020-84036565
网　　址：	http://www.zsup.com.cn　E-mail：zdcbs@mail.sysu.edu.cn
印　　刷：	广州市友盛彩印有限公司
规　　格：	889mm×1230mm　1/32　5.125印张　150千字
版次印次：	2019年11月第1版　2019年11月第1次印刷
定　　价：	38.00元

如发现本书因印装质量影响阅读，请与出版社发行部联系调换

目 录

前言 ………………………………………………………… 1
第一章 偏头痛、头痛的分析与探讨 ……………………… 23
第二章 哮喘的分析与探讨 ………………………………… 37
第三章 冠心病的分析与探讨 ……………………………… 49
第四章 高血压的分析与探讨 ……………………………… 61
第五章 注意力缺陷、小儿多动症和老年痴呆症的
　　　　分析与探讨 ……………………………………… 75
第六章 糖尿病及其并发症和预后的分析与探讨 ………… 89
第七章 焦虑症、抑郁症和精神病的分析与探讨 ………… 97
第八章 脑卒中（中风）的分析与探讨 …………………… 105
第九章 慢性疲劳症候群的学术分析与探讨 ……………… 115
第十章 肥胖与减肥和戒烟之间关系的分析与探讨 ……… 121
第十一章 吸烟、戒烟、戒毒的探讨与分析 ……………… 129
第十二章 对肿瘤、癌症的分析、理解与探讨 …………… 137
第十三章 自身免疫性疾病的分析与探讨 ………………… 151

前言

前　言

本书根据医学常识、简单易明的医学逻辑思维，通过整体观对人体健康与各类慢性疾病以较全面的角度来做出合理、深入浅出的分析与探讨，即医学逻辑思维（logical thinking in medicine and disease）。医学逻辑思维也称为逻辑医学（logical medicine）。这种医学逻辑思维与现代医学的相同之处是都是用现代医学常识科学地分析、解释医学问题，而不同之处是医学逻辑思维是在现代医学和传统医学及循证医学的认知基础上，首先从理论上将人体各系统的健康与各种慢性疾病与健康问题之间的相互关系进行全面解释，然后再以这种医学逻辑思维来精确地指导我们认识各种疾病与人体的关系和治疗方向与方法，就如求证数学题的答案是否正确一样来较精准地从疾病的发生、发展过程与预后及并发症的正反两个方向，分析和验证各种医学学说与理论的优缺点或正确与否，并能清楚合理地解释各种医学临床表现与科学研究的统计数据的因由及众多的疑问，让读者能从不同角度对各类慢性疾病和健康问题有更深入的正确、全面的理解。

笔者于20世纪80年代初毕业于广州医学院（现广州医科大学）。本书是笔者学医、从医近40年（国内外），在医学逻辑思维的指导下经过反复的临床实践，以及对人体和疾病斗争过程有较全面认识的基础上总结的理论结晶，也许还存在不完美之处，但这些独特见解与合理分析是十分值得对人体健康和疾病的关系有兴趣的读者、专家以科学的眼光来分析、参考的。

本书从较全面的整体观角度去理解人体健康状况、疾病与人体各系统器官功能之间的相互关系，用医学逻辑思维去理解疾病的发生发展全过程，并经历了30多年的临床实践反复验证，用现代医学常识分析、解释了很多中、西医学上的理论与问题，为医学上的很多疑难杂症和未明原因的疾病或科研统计数据找到了合理的解释和治疗方法，用这种医学逻辑思维去理解和指导临床治疗与防治，选择出更合理、更适合患者实际病情、个体化差异的治疗方向和方法。

笔者从不同角度分析人体的体质与疾病的关系，对医学和疾病方面有不同理解和原创观点，论述、解释各种慢性疾病的病因、发病机理及其并发症和预后的新理解与分析。希望读者能以开放的心态和客观、科学的眼光耐心看完有关各种慢性病的新解与分析，更好地理解并明白其中的关系与缘由。

笔者在30多年的临床实践中，治愈了大量复杂的临床病例和很多受限于目前医疗水平的不治之症。个人觉得治好多少疾病或患者并不是关键，关键是要明白这些人为什么会患病？病因和发病机理是什么？为什么同样环境下其他人不会患同样的病？为什么可以改善或治愈疾病？最合适的治疗方法是什么？治疗方法的原理是什么？为什么可以治疗或治愈目前医学水平难以治愈的疾病？等等。明白了这些众多的"为什么"，才是理解、解释和解决问题的关键。

运用这种医学逻辑思维还可以理解和解释西医或中医的各种见解和原因，理解其中的众多"为什么"和来龙去脉，更合理地理解和解释各种慢性病的因果关系及各种现代科学统计数据、现象。因本书篇幅有限，有兴趣了解更多内容的读者请关注"医学逻辑思维有关慢性疾病与新科研成果或统计数据的分析与探讨"相关视频。

科学的进步是不断用更合理的认识去否定已存在的认知，进而不断提高与进步。同理，医学科学不断进步、完善，更好地为人类服务。科学上特别是医学上在理解各种疾病和人类健康问题及其理论方面有不同见解是正常现象。笔者反对所有对人不对病（或事）的人身攻击的评论，因为笔者只是总结自己的治病经验，用常识和常理去理解，用医学逻辑思维去分析，探讨性提出对各类疾病及其病因和发病机理、治疗方向与方法的不同见解，解释其中的"为什么"。在此，笔者抛砖引玉，不针对任何个人或组织，乐见更多专家、学者提出更多更为合理的分析和解释，提出更佳的治疗方法，这样才能更好地促进医学的发展，造福人类。笔者认为，医学学科的问题需要我们开放思想，用科学的眼光合理地去看待人体与疾病之间的相互关系、分析不同的见解，不应以学派的归属来局限自己的思维空间，只狭义地执着或迷信自己认可的学派权威和学说。笔者认为，对任何问题和论点有疑问都应多问几个为什么，科学问题总是不辩不明、越辩越明。

很多人可能不知道，目前现代医学上很多学说都还属于假设的学说，并没有足够的证据或严谨合理的理论去解释和证实。很多教科书上的学说因为目前还未找到更合理的解释，只能根据一些临床症状、家族史、病史或实验室、X光、超声波、心电图、CT、MRI等各种先进诊断技术的检验报告、临床统计或检验出来的数据归纳总结后，推论和命名各种不同的慢性疾病，有些是以症状命名，有些则用发现这种症状（群）及推论的医生的名字来命名。

为什么到目前为止现代医学对很多慢性疾病的基本病因、发病机理（原理）还未弄明白，也不能合理解释其发生的原因及发生发展过程？笔者认为，主因是现代医学对人体健康和疾病的认识还缺乏整体观和全面深入的理解，只是局限地关注和研究人体内一两个系统或器官，甚至是一两个酶或体内激素的数值高低或症状及实验室数据（如血常规、血糖、血三脂、尿常规等），进一步检查也只是看到了微观水平及其分子生物学与化学变化，难以窥其全貌、理解人体与疾病之间关系的来龙去脉，因此难以找到真正的病因、了解疾病的整个发生和发展过程，难以找出经得起医学逻辑思维分析、能够使人体越来越健康的正确合理的治疗方案、方法。

例如，理解人体健康与疾病之间的关系、找出最合理的解决之道，就如我们到了一个完全陌生的地方迷了路，如果能通过卫星导航，就很容易找对方向，明确从哪条路或哪个方向走才能更容易、更好、更快地到达目的地（健康）。也就是说，通常在大多数情况下，只有找对了方向，才能更快地到达目的地。

又如，关于临床研究的统计数据。现代医学研究常有过于依赖这些临床科研调查统计数据之嫌，虽然这些数据都是货真价实的，是值得我们去参考和分析为什么会出现这种现象与数据的来源与缘由的，但不能过度依赖这些数据来做出很多结论，因为这些统计数据受太多外在因素的影响，并非精准或精确的数据，是经不起分析和质疑的，而经得起逻辑分析和质疑的数据才更有参考意义。

比如，药物的动物实验与人体试验结果差异是很大的。例如，狗是肉食性动物，胃酸、胃液与唾液特别多，对肉类的消化能力比人类强太多，无可比性；而马、牛、羊等食草类动物则有比人类长得多的小肠，而且它们每天很大一部分时间都花在咀嚼植物上，是人类无法相比的，其中，牛有4个胃，没有草吃时还会将胃内未完全消化的食物回吐出来进行两次咀嚼，所以药物的动物实验结果只宜作为参考。

即使是人体的药物试验结果，也因人体的个体差异是很大的，所以人体的药物试验结果并非十分准确。有些药物副作用是几年后甚至多年后才会体现出来的，例如，十分有效的氯霉素会抑制骨髓造血和免疫抗体生成，造成骨髓再生障碍性贫血，这使我们意识到即使再有效的药物，当替代了自身器官的功能（分泌和生产）后，也可能造成自身器官的渐进失用性萎缩与功能减退，这需要引起医学从业者的重视与警惕。因为个体差异不同，例如，对不同物质过敏，有些人对不同的药物过敏，有些人对牛奶或乳制品类食物过敏，有些人对花生、腰果等过敏，有些人对酒精类食物过敏，有些人对阿司匹林或青霉素类药物过敏。人体的个体化差异大，所以精准的诊断与治疗都应该根据具体患者的体质与健康状况，结合临床症状和检测数据来进行诊断与治疗，而不应仅凭诊断的疾病名称来千篇一律地治疗。

为什么在同样环境和相同条件下只有少数人会患病而很多人不会？为什么不同患者会出现不同的并发症？客观地说，目前医学上很多学说与认知还停留在临床试验或检查、实验室报告结果的统计数据的归纳、总结分析的基础上，仍未能上升至合理解释各类疾病发生发展的病因与过程的理论。医学逻辑思维则可根据已知数（临床症状与检查结果）对绝大多数疾病、人体健康问题及医学研究数据与结论做出正面分析并推算出其结果或答案，也可根据其结果或并发症等答案反其道而推理检验结果的正确与否。理论上就如验证数学答案一样，不但可从正面根据任何已知数（症状或检验结果）通过逻辑推理得出正确答案，更可从答案与结果反方向推演去判断其答案是否正确，如果答案不相符或不合理，也可马上分析推理出演算过程中出现的问题和原因。这样精确的医学逻辑思维看似天方夜谭，但确是实用实在，并能准确地指导正确的治疗方向与方法，经过笔者近30年临床实践验证，经得起提问、质疑与反复推敲。笔者也是通过反复推敲、质疑、不断否定后再验证推敲出来的，同样欢迎医学同行和读者用质疑、科学的批评眼光来看待这一医学逻辑思维理论，找出其不足之处并改善、改正，这也是促进医学发展进步的一大贡献。

现代医学因为各类慢性疾病的病因与发病机理未明，所以对很多慢性疾病的治疗方向与治疗方案，都是以治疗、减轻和控制疾病的症状为主，控制、减轻了患者的症状后，等待和依靠患者的自身痊愈能力来自愈。而当患者自身体质和免疫力、自愈力较弱时，就会出现病情反反复复，疗效时好时差，导致部分这种治标不治本的疗法存在很多不足和抑制、伤害自身器官功能的副作用。有些疗法甚至存在使患者体质和免疫力不断下降的方向性或原则性的错误，这些都经不起医学逻辑思维的分析、推敲和临床验证。因为医学逻辑思维能清楚地理解人体各系统健康状况与疾病的关系，所以能分析并合理地解释现代医学中大量的统计数据、检验结果和疾病的病因、发病机理之间的因果关系是一致的。

笔者在1990年就将这种医学上的逻辑思维、分析与推理用于指导临床治疗，并称之为医学逻辑思维，反复验证这种解释的合理性并不断试图从理论与实践检验中否定和推翻它，最终发现其医学逻辑确能合理地解释大多数医学问题，并经得起检验。在这种医学逻辑思维的指导下去调理身体，能有效地改善患者的体质、提高免疫力，可以用较低的医疗成本帮助很多患者克服很多临床上难以治愈的疾病和医学难题，用好了能成为人类健康和医学发展上的一大进步。

即使这只是笔者的个人观点或一家之说，这些对医学和疾病的新理解与医学逻辑思维也是很值得对医学或疾病感兴趣的患者、家属、医学专家或医务工作者去参考、分析、探讨的。

笔者认为，同一个人在同一时间里的健康状况是基本相同的，西医与中医只是从不同角度去看病，导致诊断或命名不同而已，医学逻辑分析可解释其实质上是同一个人的同样健康问题与结果，只是诊断的名称不同而已，就如同一个人可以有中文名字和英文名字，也可有各种别名，但都是指同一个人。

当明白了其中的因果关系后，就可以"一理通，百理明"，就能理解中、西医的正确认识是相通而不是矛盾的。所以，医学逻辑思维根据临床症状（预后）或检验结果，都可直接推理出发病原因、发病机理与可能的预后。医学逻辑思维的理论如数学计算一样一步一步地精确，还可从答案（结果）反方向验证其正确与否，其准确度是科研统计数据不可比拟的，并能合理解释为什么会产生出各类科研数据及其参考意义或价值。

为什么医学逻辑思维的理论不仅能够理解和合理地解释各类慢性病和人体各系统器官健康状况的关系，而且能够像解数学题一样精准地分析评价各类科研统计数据和成果的成分，并合理解释其中的"为什么"？因为医学逻辑思维的理论源于从人体各系统器官功能的健康状况与互相关联的整体观去分析其与各种各样疾病的相互关系。人体每一个器官甚至每一个组织细胞，都是大脑中枢神经通过末梢神经去控制其功能与运作，其健康状况与功能都直接受血液循环输送的各类营养（量）和氧气（量）影响。其中，营养的供给来源于消化系统器官对食物的消化吸收，血液运送营养和氧气的能力与血液中免疫抗体（细胞抗体与体液抗体）的质与量都取决于营养的吸收、利用和供应给骨髓及骨髓的造血功能，而所有疾病与人体健康状况、组织细胞和器官功能（包括人体内激素水平和各种各样的酶的质与量）都与人体各系统器官密切相关。

明白了以上关联与因果关系，一切疾病与人体器官功能的关系都可以有合理的解释，符合逻辑。理解这一医学逻辑思维后，所有复杂的疾病与疑难杂症都变得简明易懂了，就可以运用医学逻辑思维去对各类慢性疾病和人体健康问题做出精准的分析、判断，从而找出最合适或最佳的治疗方法。

本书对各类慢性疾病的成因与发病原理的分析，以及对各种疾病的治疗方向及方法提出了不同于现代或传统医学的见解与逻辑分析，只是作为一种医学科学研究的分析、理解与探讨。读者需自己思考和分析、判断，患者需要咨询专业医生的意见以改善治疗方法。特别提醒正在接受医生治疗（药物）的患者要遵循医嘱或与医生商讨改善治疗方案，千万不要突然自行停药，因个人体质不同，要根据自身体质与实际病情来治疗。

本书及笔者后续的相关视频、讲座，对各类疾病、健康问题、最新医学研究报道的解说，并不能直接作为患者诊病治病的依据，只是研究探讨及分析各类与人体健康和疾病有关的问题，点评分析各类值得分析了解的医学试验和统计数据报告，大家可以多问几个"为什么"。

笔者认为，应不断地用更合理的分析去理解和解释更多的"为什么"，从而否定原有的不合理的认知和更新旧的理论和知识，找到更合理的解释与认知，达到促进医学科学发展和人类健康进步的目的。

我们凡事都应多问几个"为什么"和"为什么不"。如果"对"，要解释为什么对；如果"错"，也要合理解释为什么错。

科学上的偏见往往是科学发展与进步的最大障碍，同理，有了偏见就不会就病论病地去分析问题，而会为了反对而反对，不会客观及一分为二地看问题和多问几个"为什么"，这些偏见虽然经不起推敲、逻辑思维的分析及各类统计数据的反证，但盲目崇拜权威或过于崇洋媚外、偏激或一边倒的固执偏见常常是科学进步的最大障碍。

笔者学医、从医近40年，感觉现代医学发展与临床科学设备的技术性创新和应用日新月异，科学的临床与实验室检验已达到分子生物学的微观高水平，对DNA与RNA中的蛋白质成分与各种活性酶都有了较深刻的认识，人类的基因测序图谱也研究出来了，临床上急性疾病、外伤等的手术治疗、手术设备等方面的水平都有了很大的提高，挽救了大量患者的生命，这是毋庸置疑的。医学逻辑思维的理论就是在西医学的基础理论和常识上推理出来的，与西医学和中医学的正确认知并没有矛盾，如果能有效地结合医学逻辑思维的理论，就能在医学治疗水平上有一个很大的飞跃，必将成为患者的福音。

笔者认为,现代医学对慢性疾病在临床上的科学研究和分科、分病已细致至分子水平。科学技术发展越快,研究越细微,但专注于微观研究的同时也需要关联结构全局(身体各系统的关联与细节),不然很容易忽略全面及整体,没有大局观,使人更难以看清和理解疾病的整个发生发展与预后全过程,因而还是不能找出真正的病因和其发病机理,造成"头痛医头、脚痛医脚"的被动局面。

笔者大学所学主要以西医基础为主,兼学中医,但在临床上碰到了很多疑问。其中一个疑问是:现代医学的病因学常将病因完全归咎于病毒、细菌、真菌或外界(外部)环境的致病、致命因素(部分致命毒素不包括在内)及遗传因素等,而忽略了对患者自身体质与自身免疫力的分析、判断与改善。

即使是外因致病,体质好的患者也会比体质虚弱的患者恢复得更好,如能在控制病情的同时改善自身体质与免疫力,则痊愈的概率也会更高。事实上,大多数较为健康的人群,在同等致病环境下也并不一定会患病或并无发病。有些体质较好的人即使患病了也能很快自我痊愈,而通常只有部分体质虚弱和免疫功能低下的人才会在患病后不能及时治愈或自愈,病情反反复复久治不愈,甚者病情不断加重或恶化。因此,这就很易理解患病与否是人体与外界环境因素作斗争的结果,病因并非单纯是外界致病环境,如病毒、细菌、真菌或过敏性物质及遗传因素，患病与否取决于个人体质及其免疫力与外界环境作斗争的结果。

人体体质是指其各系统器官和细胞的功能与健康状况，免疫力是指其细胞抗体与体液抗体的质量与功能。细胞抗体包括白细胞、T细胞、巨噬细胞、淋巴细胞、单核细胞等；体液抗体包括IgA、IgG、IgE、IgM等等。如何改善其质量与功能详见后文。

另一个疑问是：关于遗传基因，当现代医学发现患者有家族病史而又无法合理解释和治愈该疾病或与健康有关的问题时，就会习惯性地将其归咎于遗传问题，诊断为遗传性疾病，难以治愈，这样对改善和治愈患者的病情帮助不大，反而阻碍了更进一步了解和改善患者的体质与健康状况。

笔者认为，所有人体器官、细胞或疾病都与遗传基因有关，但患者在不同时期的病情、症状有轻重缓急之分，同一个有这些疾病遗传基因的患者，发病程度在其身体健康状况不同时也是有很大区别的，这就间接说明了多数病例中遗传基因并非唯一的决定性因素。多数情况下，当同一个有致病遗传基因的患者的体质与自身免疫力得到有效改善后，病情就会得到有效控制和改善，不少患者可痊愈。例如，一个人的遗传基因影响其生长发育导致其四肢较短小，天生不善游泳，学游泳也较常人慢，但如果他坚持每周跟老师学习和练习游泳1～2次，每次半小时至1小时，两三年后他的游泳水平可能虽达不到运动员的水平，但可轻易超过普通人的平均水平。又如，遗传基因可使有些小孩天生聪明伶俐，什么都一学就会，还能举一反三，但遗传因素也能导致小部分小孩大脑发育较慢甚至出现阅读书写困难，如能鼓励他（她）坚持每天多用 10～20 分钟来重复阅读、书写，几年后其阅读与书写能力可能并不出众，但很可能会超过那部分天生聪明却不用功读书的同学，如能坚持并养成每天读书、写作和思考的良好习惯，说不定能成为社会精英或能成为一个对社会有用的人。

同样，如果遗传基因造成一个人的身体健康状况相对较差，特别是身体的某一个系统或某一个器官功能较虚弱，会使人较易患病且不易痊愈。例如，有些人因家族遗传原因造成消化系统胃肠功能较弱，容易患食物过敏、消化不良、慢性胃炎等；或是呼吸系统的肺与支气管的健康状况较弱，易患支气管炎或哮喘；或是免疫功能较低，功能紊乱，易反复患慢性感染；也有人由于遗传性的骨髓造血功能较弱或消化吸收不佳导致造血能力较差，就易患如地中海贫血或先天性、后天性血小板减少症等血液系统疾病。

绝大部分情况下，我们都可以通过适当的饮食疗法、自然疗法和适当的运动、中医中药的调理来改善其消化吸收功能、改善睡眠质量、改善骨髓造血质量与功能，提高其免疫功能和自身体质，从而达到改善身体健康状况、家族遗传因素导致的身体虚弱状况，达到增强患者体质、免疫力与自愈能力的目的。

笔者认为，我们不宜把暂时解释不了的问题全都归咎于与身体健康状况有密切关系的遗传因素，而不去有效地改善自身体质和功能较弱的人体器官，提高从细胞到整个系统及器官的功能，从而改善健康状况。

现代医学可能因没有找对病因与发病机理，导致对各种慢性疾病的治疗多采用治标不治本的疗法，医生用化学药物来临时控制和缓减症状（临床上常是必要的，特别是急诊），然后较为被动地等待患者身体的自愈能力来恢复。事实上，很多化学药物都有副作用，如长期服用会损害患者的肝肾功能，导致胃肠消化与吸收利用食物中的营养的功能紊乱和下降，会不同程度地引起患者营养不良和体质、健康状况下降，如不及时改善患者消化吸收功能与体质，可能会导致其病情加重，所以在通过治疗来减轻患者症状的同时，也要合理地改善其消化吸收功能，此时，改善患者的睡眠质量和提升患者的免疫功能、全面改善其体质和各系统的功能显得尤为重要。

传统医学（如中医）通常和现代医学从完全不同的角度去诊病，水平较高的中医都会强调整体观，根据患者的个体差异，结合望闻问切，先看人，再诊病。

古人用草药治病的方法与历史不但中国有，古埃及、古印度、古希腊等文明古国也一直都有运用草药为患者治病的历史。相对于其他文明古国，中国的中医中药比其他国家的传统草药发展得更系统、广泛，并存有大量的文字记载，千百年来从事中医中药的从医者多以师带徒来传承，从事中医药的中医也较其他文明古国多得多，中华人民共和国成立后全国各地更是成立了众多的中医中药类专业院校。

中医中药的发展也是通过中草药临床应用的结果来统计归纳其药效及毒副作用等总结出来的经验和中医理论，而且其经历了长期的临床应用，其常用的中药方剂是有一定疗效和安全性的，时间已经并将继续证明中医中药确是中华民族留给全人类的巨大宝库。传统医学和中医中药是经验的积累与总结归纳的结晶，但缺乏的是与时俱进的医学理论，没有结合现代医学常识来进一步理解与提升对人体与疾病的更深入认识。客观地说，中医看病虽有整体观，也有阴阳平衡学说，但缺乏使人信服的具体理论细节，对疾病与健康问题的认识停留在崇拜古代医圣，古代医学圣人变成中医不可逾越的天花板。这是由于中医在理论上严重缺乏细节与详细合理和使大众信服的理解与认识，近百年来都还停留在崇拜古代神医和只是学习记录古代中医著作上，养成了"信古、迷古、崇权威"的习惯，缺乏合理的分析与判断。这样就造成了中医中药一直停滞不前和处于落后的局面，很多"中西医结合"就是中医西化，有的则是用西医的检验诊断后加用中医中药，缺乏从理论上去找出真正的病因、发病机理和分析预后。其实，很多中医理论都是对的，而且是精简的至理名言，只是我们没有真正地理解，有的则把字面形容词的意思误解为名词了，意思就完全不同了。理解了医学逻辑思维就不会被误导，就可以明白其表达的真正含义。

例如"有胃则生，无胃则死"，"胃"在这里是形容词，形容整个消化系统器官的消化吸收功能；"生"也是形容词，形容生机活力；"死"也是形容词，形容人体器官功能逐渐衰退、衰竭。整句话的意思是，如果能够不断消化吸收更多营养，身体健康状况就会不断改善，人就会变得健康，充满生机；反之消化吸收功能不断下降变差，身体得不到足够的营养，人体健康状况就会不断下降，身体器官功能就会逐渐衰退，甚至导致死亡。

笔者完全不反对并且鼓励大家多学习古代医贤的经验和经典医学名著，但更提倡结合现代医学知识，学习有效与合理的前人经验，用科学的辩证法来认清其来龙去脉，并不断提高其功效、完善其理论，更好地去理解、分析疾病的发生发展过程和人体各系统器官功能的相互作用及其因果关系。

"逆水行舟，不进则退。"如何超越古代名医和促进中医中药的进步更是当务之急，只有从理论上明白其病因与发病机理，才能正确地标本兼治，不断提高与进步。

中医中药停滞不前，近年来还渐见衰弱和西医化的趋势，这与中医的理论没有与时俱进和重视程度相对不高有关，也与中医形象被所谓"江湖郎中"或骗子利用和破坏有关。再加上中药的大量商业化生产，中药的大批量及温室大棚生产，使中药的药效比之自然野生的草药（有较长的生长周期）明显减退，使很多人及中医药学者有"中医亡于药"的感叹。

现代西医学的前身，是以希腊及罗马为主的西方医学发

前 言

展而来的，很多疾病的英文名称都是从希腊语变化过来的，现代医学虽然只有200多年的历史，但发展得却比传统医学快很多，而且各类分科与统计数据也更科学严谨和系统，主流社会都普遍认为，现代西医学更科学，也更广泛地被各国政府与人民所接受，这是不容置疑的事实。

虽然现代医学发展日新月异，但我们还是应该提倡多问"为什么"和解释"为什么"，结合现代医学的发展理论，不断分析与否定不合理的理论，用医学逻辑思维去分析理解、肯定正确的中、西医理论，否定错误的认知、理论与学说，更直接深入地去分析理解其因果关系，以整体观去理解整个人体各系统功能与各种疾病的关系。

当医生能用医学逻辑思维来理解人体各系统器官的功能与疾病的相互关系时，对疾病前因后果的理解就能提升到一个更高的水平，这样就能找到更合适和更佳的治疗方法。

通过用整体观全方位看病和医学逻辑思维分析，就能理解中医与西医对同一患者的诊断与分析其实并没有相互矛盾，都是分析同一个人在相同时间里的同一健康状况，只是看病的角度与所用的名称不同而已，区别在于对患者健康状况与症状检验结果、病因、发病机理的分析与解释是否合理，怎样才能更合理地认识疾病和找出更佳的治疗方法。医学逻辑思维还可用简明的道理去理解和解释大部分医学研究的结果及统计数据，分辨其对错与解释众多"为什么"，还可以为医药研究指出正确的方向和找出更合适的方法，使医药研究少走弯路、错路。

人体是一个整体，各个系统器官的功能是互补与紧密合作的，只有大脑中枢神经系统功能正常，才能更好地指挥调度与协调各系统器官的工作，从而不断改善自身健康状况，如果大脑神经功能紊乱或功能障碍，患者就会常常睡不安、食无味，身体各系统器官功能就会相应减退，各种疾病或症状就可能随之出现在患者较为薄弱的系统与器官，引起各种疾病或健康问题，身体的每个器官，甚至每个细胞都是与全身每一个器官或系统密切相关的，每个器官与每个细胞的工作都直接受神经传导感应调控，需要血液循环的营养与氧气供应才能存活，而这些营养除了小部分贮存于体内，绝大部分都来源于消化系统消化吸收的食物，而氧气则是由心脏泵出的血液进入呼吸系统的肺泡来获取的。所以说，每个器官及细胞都是紧密联系和互相支持并一起工作的，它们之间的功能也是相辅相成和互相影响的。

很多人不明白什么才是正确的治疗方向与方法，简单来说，就是在控制症状与病情的同时，能不断改善自身体质与健康状况，使患者体质逐渐增强，改善自身各系统器官与细胞的质量和功能，提高自身免疫力来克服和治愈疾病，才是正确的治疗方向与疗法，反之，都不是最佳或最合适的治疗。治标不治本，只能暂时控制症状（临床上多为有需要和必需的），却需长期服用化学合成药物（特别是替代人体自身分泌的人工合成激素、人工合成消化酶）来维持病情，这会加重人体与代谢相关的系统器官的负担，使患者自身器官、腺体出现失用性萎缩，使患者体质、健康水平不断下降。如果没有在控制症状的同时改善患者自身体质及各系统器官功能，就不是最佳疗法。笔者并不反对用西医西药（化学药物）来救治患者、抢救生命，也不反对用化学药物来减缓、控制患者症状，只是提议在控制、减缓患者症状的同时，也应针对患者个体差异，采用包括食疗、天然中草药、物理治疗等来改善患者的睡眠质量、消化吸收功能，增强患者的体质、改善患者血液循环、增强患者心功能、增强患者免疫力，使患者能更快更好地恢复健康。

医学逻辑思维可通过对人体各系统器官功能相互间的联系的理解，根据患者的症状、体征、检验结果，通过医学逻辑思维分析理解患者的体质及健康状况，并推理出病因和发病机理及预后，解释为什么患者会患此病而其他较健康的人并不会患此病。

正确的诊断与治疗的关键在于清楚地了解疾病的病因与发病机理，而不是照搬书籍下诊断，因为叫什么病并不重要，重要的是知道"为什么"，只有符合了基本的医学常识与逻辑，才经得起质疑与提问，我们的医学认识才能进一步提高与完善。

笔者坚信，使人信服的是道理而非权威，我们应以科学的眼光和整体观去看待整个疾病的发生发展过程、预后与人体的关系，才能发现和了解真正的病因与发病机理，更好地预防与治疗疾病，促进人类健康。

后文将用医学逻辑思维来分析探讨一些慢性疾病的发生、发展与人体各系统器官的功能及健康状况的因果关系,解释各种各样的"为什么"。

第一章 偏头痛、头痛的分析与探讨

偏头痛（migraine）是一种常见病，临床上受偏头痛影响的女性较男性为多。现代医学认为，该病目前发病原因不明，反复发作的头痛，可能与环境和遗传等综合因素有关。

现代医学认为，大约 2/3 的偏头痛病例与遗传因素有关；激素水平的波动也可能是一个因素。青春期之前，受偏头痛影响的男童较女童稍多，在此之后，受偏头痛影响的女性则比男性要多 2～3 倍。通常，女性在怀孕期间，偏头痛的影响会减弱。偏头痛的准确致病原理目前尚不得而知。但人们普遍认为，是神经血管紊乱所致。目前，主要的病理解释为大脑皮层的兴奋度增强，以及脑干中的三叉神经元的痛感控制异常。现用医学逻辑思维来分析探讨关于偏头痛的原因，并解释为什么会出现上述情况。

用简单的逻辑与因果关系来理解，任何疼痛都是刺激或压迫感觉神经引起的，如果感觉神经断了（如外伤所致），就失去感觉和疼痛感了。没有压迫或刺激感觉神经，就没有疼痛，也不会有头痛、偏头痛。所以，头痛与偏头痛的直接原因就是压迫刺激了头部的感觉神经。

任何原因引起的颅内压增大，压迫刺激了头部或颅内的感觉神经，都会引起头痛、偏头痛，如果持续压迫刺激颅内神经，就会引起持续性、顽固性头痛。通常大脑供血量的多与少，直接受心脏泵出血量、血液的质与量、血管的弹性张力、血流速度、肩颈部肌肉劳损程度和颈椎及椎旁韧带、肌腱、肌肉的紧张程度等综合因素的影响，而不仅仅是单一因素造成的。

以下是一些造成偏头痛的常见因素：

（1）颈椎病，椎体旁韧带肌腱退化或钙化，不能有效支撑颈椎；肩颈肌及肌腱慢性劳损或充血水肿，或受外伤，都可能导致肩颈肌肉肌腱紧张（紧绷），从而代偿性支撑颈椎及头部，颈肌紧张会压迫颈部血管神经，使大脑供血量减少，造成大脑内缺血、充血水肿，颅内压增大，压迫刺激感觉神经引起头痛。如某侧颈肌紧张较明显，致一侧大脑充血水肿严重，则会出现一侧头痛较重，形成偏头痛。

临床上常见的肩颈肌慢性劳损、受伤及紧张程度大多两侧有所不同，常见一侧较另一侧程度更重，导致压迫颈部血管神经更严重，影响大脑血供，造成颅内水肿，压迫、刺激颅内感觉神经，因此临床上偏头痛会比较多见。

偏头痛患者常感觉颈部有脉搏跳动感，有血脉冲上头部的感觉。这也反过来证明了有压迫颈部动脉的论点。中医说的"通则不痛，不通则痛"用于此处也是同理。

（2）血液质量不佳、贫血、心肺功能减弱，都可导致没有足够血液循环供应氧气和营养给大脑，不能及时将颅内代谢废物、积液等运走，导致出现颅内充血水肿使颅内压增加，从而压迫、刺激大脑皮层内感觉神经引起头痛。

大脑缺血缺氧的同时常伴有头痛、头晕眼花、疲乏、记忆力减退、眩晕、恶心，原因是没有足够的血液循环流入流出大脑，同时也造成没有充足的血液循环流向消化系统，影响肝脏及胃肠吸收营养，可使患者消化不良和有胃肠不适感，出现腹胀、恶心等症状。

这里提及的血液的质量不佳，主要是指红细胞质量不佳，其中也包括贫血或地中海贫血等，有些血液质量不佳，即使验血时看似正常的红细胞，其对氧气、营养、能量的运输能力下降，例如，有些慢性疲劳综合征（chronic fatigue syndrome, CFS）患者，其血常规检查结果正常，但它的红细胞运输氧气、营养、能量的能力明显下降，所以这些患者会常常感觉疲乏，有些甚至被迫放弃学业或工作。血液（红细胞）质量不佳、心肺功能下降和消化功能减退就是其主要原因，而现代医学常将其归属于原因不明，以其症状命名为"慢性疲劳综合征"。

贫血则是指在实验室进行血液检测的显微镜下，观察到红细胞（红）颜色变浅（血色素变浅），形态发生改变，单位容积内红细胞数量减少。如果红细胞中央变薄，颜色变浅，形如红细胞中有个凹陷的浅海，故称之为"地中海贫血"。

（3）精神紧张，学习、工作压力大，睡眠不足都可引起大脑及全身耗氧耗营养量大增，相对来说大脑的供血会减少或不足，这就易引起颅内水肿，压迫刺激大脑感觉神经导致偏头痛或头痛。

（4）人体激素分泌紊乱、减少，新陈代谢减慢，免疫功能紊乱、低下导致血管炎症和血管变窄，也可导致大脑供血不足。此外，感冒、支气管炎、肺炎、中暑等因素，会使血液循环流向肺部支气管，导致没有足够的血液循环流向大脑，从而可能引发头痛或偏头痛。

现代医学有关偏头痛的文章与统计数据显示，女性偏头痛患者在怀孕中期、晚期，绝大多数偏头痛都有明显减轻的现象，部分头痛或偏头痛现象会消失，大部分孕妇也不易感觉疲劳或精神状态明显较未怀孕时好转，这是为什么呢？笔者查阅了部分关于头痛、偏头痛的记载和文章，尚未找到合理的解释。

用医学逻辑思维推理来分析，原理就清晰明白了，也正好从另一方面解释证实了本文以上的论点。因为孕妇怀孕时的绒毛膜促性腺激素（human chorionic gonadotropin，HCG）在妊娠中晚期会成几何倍数级地增加，HCG 的作用是提高孕妇的新陈代谢水平，加速孕妇体内的血液循环流向子宫以供应和促进子宫内婴儿生长发育所需。血液循环流速加快了，流入流出大脑的血液也相应增加，这样就会及时将大脑内多余的垃圾和积液带到肾脏过滤排出，部分则通过皮肤汗腺排出，从而能较快地消除大脑内的充血水肿，减轻了颅内压，这样就不会造成头颈部和颅内感觉神经的压迫刺激，所以孕妇妊娠中晚期较少出现头痛或偏头痛。

根据医学逻辑思维推理我们可以反过来分析预判，如果孕妇怀孕期间出现头痛或偏头痛、疲劳乏力、精神状态不佳，这就说明孕妇的 HCG 分泌不足或质量不佳，或是贫血较严重、血液质量较差，导致没有足够的血液循环同时供应给胎儿，可导致婴儿生长发育不良，而且很也容易增加流产或早产的概率。

（5）颅脑肿瘤、癌肿、颅内血肿（不是常见因素）都会压迫大脑血管神经，引发头痛、偏头痛。大脑内肿瘤或血肿多集中在一侧，这常会引起持续性偏头痛。如用电筒光照看瞳孔，会发现两侧瞳孔大小不一，这是因为两侧颅内压力不同的缘故，大脑神经走形是交叉的，若左侧瞳孔扩大较明显，说明右侧大脑颅内的压力较大（或有肿块压迫），右侧偏头痛相对也较重。反之，右侧瞳孔较大，即左脑颅内压较大（或有血肿、肿块）。因此，对意外跌倒短暂性失去意识（晕倒）后醒过来的患者，在做 CT 或 MRI 检查之前，用电筒照射查看瞳孔大小变化是判断大脑皮层内囊有无血肿的一种简便而有效的方法。

（6）内分泌失调，如妇女月经失调、外伤失血、内脏出血、胃肠道内出血、其他原因导致的失血等都可导致大脑供血不足，造成大脑充血水肿、颅内压增高，引起头痛。

（7）胃肠炎、食物过敏、食物中毒、服用对肝脏及肠胃负担较重的药物，会加重肝脏、肠胃等消化系统的负担，使流向充血水肿的胃肠道的血液循环增多，引起大脑供血不足而致颅内水肿，引起偏头痛。

（8）饥饿、疲劳、缺氧、低血糖等使大脑缺氧、缺糖，都可造成大脑血供及营养不足，也可引起头痛、偏头痛。

（9）遗传因素，可以说它与任何疾病或健康问题都有关，医学逻辑思维认为，遗传基因是决定性因素，而且每个人的基因都是不同的，发生基因突变的细胞就可能大量增生和早期分化而成为癌细胞。

医学逻辑思维的观点认为，关于头痛与偏头痛的遗传因素是指由于父母的个体差异使身体的某个或多个系统器官功能紊乱或减弱，包括心肺功能、血液质量（骨髓造血干细胞功能）、消化吸收功能等相对正常平均值而言较弱，子女遗传了上述较差的体质，导致大脑供血减少和大脑充血水肿，颅内压增高压迫刺激神经，造成偏头痛或头痛。

因遗传因素造成的偏头痛或头痛绝大多数是可以通过适当的治疗和体育锻炼来改善和治愈的。头痛和偏头痛都是由于以上因素使颅内积液增加、压力增大来压迫刺激头部感觉神经导致的，如果压迫刺激头部颅内感觉神经的状况持续时间较长而得不到改善，就会引起顽固性头痛或持续性头痛。

笔者认为，只要明白了偏头痛或头痛的发生发展原理，就能有效地改善和治愈。临床上很多患者是因其他更严重的疾病来寻求治疗的，当改善了心功能、血液的质量和血液循环，改善了颈椎病的颈部肌肉、肌腱和韧带的支持力和紧张度，改善了颈动脉被压迫状况后，大多数长期慢性顽固性头痛和偏头痛会彻底消失或被治愈了。

关于女性患头痛、偏头痛、顽固性头痛明显较男性为多的原因分析如下：

现代医学统计数据显示，头痛、偏头痛多发生于女性，这是一种原因不明的常见病，约2/3为遗传原因。美国相关统计数据显示，每年有6%的男性和18%的女性出现过1次偏头痛。

（1）女性开始发育（未完全）成熟初期就会有月经，每月都会定期流失一部分血液。部分女性怀孕及哺育孩子时，婴儿在母亲子宫内生长需吸取大量营养物质，哺乳时婴儿吸吮乳汁，供应了大量自体营养供婴儿成长，因而，母亲会因此流失大量骨质、体内矿物质与营养，这些都是男性不用付出的。

（2）男性的体力劳动和户外工作相比女性较多，参与体育运动与室外负重运动的比例与负重量也相比女性要大。阳光能让人吸收更多能量和生成更多维生素D，促进更多钙、铁等微量元素的吸收，负重运动则能刺激增加骨质骨髓质量，运动可增加心肺功能，增强骨质强度（bone mineral density，BMD）。男性平均骨髓造血能力和血液的平均携氧量和质量都较女性稍强，男性血红蛋白（hemoglobin，Hb）的平均值也普遍高于女性（男性为 120～165 g/L，女性为 110～150 g/L）。

按平均或普遍性来看，男性的血液携氧量与大脑供血量、供氧量也略高于女性，因此，女性就更易出现头痛、偏头痛，故而女性的头痛、偏头痛发病率高于男性。

（3）女性通常较男性细腻敏感和多愁善感，多数状况下较易出现紧张或焦虑情绪，再加上平均心肺功能、骨髓造血能力、血红蛋白平均值都普遍较男性低，因此，女性精神紧张、焦虑、抑郁与头痛、偏头痛的发生率也明显高于男性。

（4）激素分泌的多寡或失调也是主要原因之一，据现代医学统计数据显示，青春期之前，男童患偏头痛比女童稍多，但现代医学尚无法解释这一现象。

根据医学逻辑思维推理，这可能是青春期之前女童较男孩更早发育，女童体内雌激素分泌较男童雄激素分泌稍早，因性激素能促进新陈代谢和血液循环，发育较迟的男童激素水平较女童稍低，所以其患偏头痛、头痛较女童稍多。而青春期及之后，受偏头痛、头痛影响的女性会较男性多 2～3 倍，部分地区女性患偏头痛更是男性的 4 倍。

性激素分泌水平对偏头痛、头痛的影响还体现在月经来潮时更易出现偏头痛。因月经来潮（前）时，女性性激素水平下降，充血的子宫内膜缺乏足够的血供，会脱落并排出，这是月经来潮的原理。月经来潮时除了部分失血，雌激素水平下降也会使新陈代谢及血流相对减慢，脑部供血相应减少，故更易造成女性烦躁、焦虑和偏头痛。总而言之，偏头痛、头痛的直接主因是没有足够血液循环供应大脑，使颅内充血水肿，颅内压增加压迫刺激大脑感觉神经，引起了头痛、偏头痛。

治疗：重点是根据患者的个体差异，有针对性地对患者的具体问题进行治疗和改善。

（1）如对颈椎病及颈部压迫症状的患者，解决之道可通过针对性按摩和物理治疗来放松、缓解肩颈部肌肉肌腱紧张，使压迫颈部血管及神经得到改善和缓解，促进人脑血液循环通畅，减少大脑充血水肿而降低颅内压力，减少刺激大脑内的感觉神经的压迫，从而缓解偏头痛、头痛。

（2）对消化吸收功能较差的患者，需从改善饮食习惯入手，如多餐少量、多咀嚼食物（每口咀嚼20～30次）；也可针对性地服用一些改善消化吸收的中药、中成药等，如藿香正气丸、保济丸、保和丸、人参健脾丸、香砂养胃丸等，一定要根据患者体质和个体差异来用药治疗，才能达到较好较快的效果。

（3）改善消化吸收的同时，改善睡眠和大脑神经的血液供应也是十分重要的。除了理疗、按摩舒缓颈部肌肉、血管、神经外，也可服用一些安神类中药来改善睡眠质量和大脑神经功能，如安神定志丸、柏子养心丸、天王补心丹等安神定志类中药。

（4）改善了患者的消化吸收功能后，再通过饮食进补和服用草药、中成药等促进消化吸收，吸收更多钙、铁等微量元素，增强骨质和骨髓造血能力。当体质改善了、骨髓造出更高质量的血液供应全身及大脑时，大脑皮层不易充血水肿而造成颅内压增高，不会压迫刺激大脑神经，就能治愈偏头痛、头痛和顽固性多发性头痛。

（5）改善心脏功能和血液质量方面，可就诊中医，服用如六味地黄丸、知柏地黄丸、补肾丸等中成药，其中，生地黄、熟地黄有强心作用，虽不及西药的"洋地黄"，但其副作用也相对较小，而且易被身体吸收分解，适当服用对强心健体有很好的效果，可配合渐进式的有氧运动增强强身健体的长期效果。

现在人们的生活水平已经改善，有能力购买含有足够营养的食物，所以饮食习惯常常比吃什么更重要。每个人的个体差异不同，消化吸收能力也不同，有些人的消化吸收能力较另外一些人强，吃同样的食物都能很好地消化吸收，而另一些人可能根本消化吸收不了同样的食物，甚至对很多食物过敏。因此，良好的均衡饮食习惯和适当的运动、体育锻炼都是保证身体健康的必要条件。

下面列举一些良好的饮食习惯和运动建议：

（1）每天营养均衡的饮食是十分重要的，要根据自己的消化吸收能力来进食各种各样来自不同产地的食物，因不同产地、土壤所含的营养物质与成分不同，有利于身体补充多种微量元素。

（2）尽量吃营养丰富、易消化吸收的食物和有机食物（organic food），这有利于身体吸收、利用更丰富的各类营养的同时，尽量避免吃入过多的污染物和化学物质，因为这些不容易被身体代谢的污染物和化学物质会严重增加人体消化器官的负担,严重损害消化吸收功能,使身体缺乏足够的营养而不能自动康复和保持健康状态。

《素问·平人气象论》所载"有胃气则生,无胃气则死"就是这个道理。这里的"胃""生""死"指人体整个消化系统器官的功能。"生"是指生机。"无胃则死"指人体不能消化食物和吸收足够的营养,生机就会不断减退,健康状况就会变得越来越差。

那么,哪些是营养丰富又易于消化吸收的食物呢?如鸡肝、鸭肝、猪肝、猪肚等,不但含有丰富的营养物质和铁、钙、镁,还含有丰富的帮助增强大脑记忆力的胆碱类营养,同时含有大量包括维生素 A、维生素 B 在内的维生素和人体需要的叶酸等等,而且易于被人体消化、吸收和利用,更可有效地补充骨质、骨髓和补血,还可提供大量人体可用来制造自身各种消化酶的原料,帮助提高人体的消化吸收能力。还有鸡肾、鸭肾、鸡蛋等,不但易于消化,还可提供原料来帮助人体生产出自身的激素。

中医的"以形补形"就是这个意思,"形"是指以形状相类似的食物的营养成分来补充、支持身体生产、制造自身需要的物质,而非被错误地理解为"形状",如食用猪脑或动物大脑来补充大脑所需营养成分是有道理的,特别是记忆力减退和老年痴呆症患者。

(3) 每天多餐少量,定时定量饮食能不增加肝、胃、肠的负担，有利于保护器官的功能。

（4）每次进食时多咀嚼，最好每口咀嚼 20～30 次，特别是较难消化的食物，使食物和唾液充分混合，更易消化吸收，因为唾液中含有丰富的消化酶，充分混合后有助于胃肠道更好地消化食物，利于身体吸收、利用更多营养。

（5）熬煮猪肉、猪骨、猪蹄或牛筋汤时适量加些醋，醋能分解钙、铁、镁等多种微量元素，人体吸收后有利于强健骨骼，有助于造血和生产更高质量的免疫球蛋白和免疫抗体。

（6）饮用鲜榨果汁、蔬菜汁，有利于消化不良的患者吸收更多的天然维生素。

（7）坚持每天步行、慢跑、唱歌、跳舞或选择一项自己喜爱的运动，如参加徒步、游泳、羽毛球运动等。年纪较大的人则不宜参加剧烈运动，应根据自身条件调整运动量，避免过度运动。

（8）积极的心态在保持身体健康方面是起决定性作用的，因此开心快乐地参加各种自己感兴趣的群体活动也是十分重要的，知足常乐的心态和多与兴趣爱好相投的朋友交流对身体健康是十分有益的。

第二章 哮喘的分析与探讨

哮喘（asthma）是一种常见病，又称为支气管哮喘或过敏性哮喘，是一种常见的伴有急性、慢性呼吸道炎症，常伴有咳嗽多痰、气短气促气喘、胸闷或胸痛、支气管痉挛和呼吸困难等症状的慢性、易反复发作的疾病。哮喘发作时上呼吸道和支气管会发生炎症、痰多、气管充血水肿、气道变窄，导致呼吸困难。

哮喘可发生在不同年龄阶段，但更常见于儿童期，因其反复发作，经久不愈，严重的甚至有生命危险，不少患较严重哮喘病的儿童死于哮喘发作引起的呼吸困难。

现代医学对哮喘的病因还没有找到准确和合理的解释，即原因不明，其认识仍停留在表面环境证据和遗传基因这类与任何疾病都有所关联又不确定的因素上。

在国外，很多医生告诉患者和家属，哮喘患者的气管狭窄多与遗传因素有关。医生或医学研究专家检查患哮喘患者（常有慢性支气管炎）或哮喘发作时的患者，发现气管变狭窄了，就认为有证据证实了。为什么哮喘患者的支气管会变狭窄呢？

其实，绝大多数哮喘患者并非先天性器质性支气管狭窄，而是哮喘患者自身血液循环不佳和免疫功能低下，导致他们易患慢性支气管炎并时有急性发作，这样他们的支气管就常常有炎症和充血水肿，导致哮喘患者支气管变得狭窄。医学逻辑思维认为，绝大部分这类支气管变狭窄并非先天器质性的，当哮喘患者的体质和血液循环、自身免疫功能增强了，急性、慢性支气管导致的炎症、充血、水肿消失了，支气管狭窄也会消失。

现代医学认为，环境因素如花粉、螨虫、动物毛发、空气污染、香水、各类过敏食物或接触到致敏物质等过敏原，是引起哮喘患者过敏性哮喘发作的主要原因。

问题是在同样的外界环境因素条件下，其他大部分未患哮喘病的人对上述过敏原并不过敏，因此环境证据不是导致哮喘的决定性因素，很多青少年年幼时患有哮喘，当体质改善后，哮喘病就不治而愈了。所以，遗传因素只与哮喘有密切的关系，但并不是患哮喘的关键或不可改变的原因。

笔者在30多年的临床实践中，治愈了大量哮喘病例，但治愈了多少病例并非关键与重点，关键与重点是理解病因与发病原理，了解为什么有些人会患哮喘而其他人在相同环境因素下却不会患哮喘，为什么这样的治疗可治愈哮喘，明白了这些众多的"为什么"才是关键与重点，才能合理地解释临床研究中的科学数据，了解整个发病与致病过程的缘由和来龙去脉。

医学逻辑思维对哮喘的认识更为直接、简单明了，现在用医学逻辑思维来分析哮喘的直接原因，然后解释各种各样的"为什么"。

哮喘发作从气喘气促发展到呼吸困难，直接原因是大脑皮层及身体的耗氧大于患者所能获取的氧气，大脑缺氧时就会向支气管发出紧急通知（信号），命令支气管快速收缩吸氧，当支气管平滑肌因过度收缩至痉挛抽搐，就会导致呼吸困难，这就是哮喘发作的直接原因。关键在于身体的耗氧与供氧的供求关系，供求关系解决了，供（氧）大于求（耗氧），问题就解决了，哮喘就被治愈了。

造成患者大脑及身体耗氧量增加的原因如下：

（1）发热、发烧。大脑约占人体重量的2%，通常大脑的耗氧量约占全身的25%，当人精神紧张或发烧时，大脑的耗氧就会明显增多，发高烧时大脑的耗氧甚至可升至全身耗量的50%以上，导致人体消耗大量的氧气而造成缺氧，很容易诱发哮喘患者的哮喘发作。

（2）精神紧张。当精神紧张时，全身和大脑的耗氧量都会增加。

（3）任何运动。如快步走或跑步，特别是上坡或上台阶时，身体耗氧量就会增多，当患者的总耗氧量多于身体能获取的氧气量，就会使患者呼吸急促，支气管平滑肌加速收缩吸入气体，当支气管平滑肌过度收缩导致痉挛时，就会引起哮喘患者的哮喘发作。

造成患者身体在相同的环境和条件下不能获得足够的氧气供应的原因如下：

（1）常见的病毒性感冒、上呼吸道感染、慢性支气管炎的炎症充血水肿和分泌物增多,会使支气管变窄、堵塞、不畅,造成吸氧减少,导致供氧不足。

(2) 精神紧张,使肺部和呼吸道收缩,进入肺部肺泡的氧气减少,导致供氧减少。

(3) 肺部肺泡受损伤,如肺气肿导致的肺泡破坏萎缩、肺水肿、肺部外伤或肺叶(肺泡)受压受损等。

(4) 心脏功能较弱,心脏泵出和流入肺部的血液量不足,没有足够的血液循环进入肺部进行气体交换,带走多余的二氧化碳和携带充足的氧气,造成没有足够的氧气供给人体全身。

(5) 贫血、骨髓造血功能不佳、造成血液质量不好,红细胞运氧量与运输速度下降,导致身体供氧不足。

医学逻辑思维认为,任何使身体耗氧增加或吸取氧气减少的因素,都可诱发体质较虚弱的哮喘患者出现哮喘发作,因为同样的因素并不能诱发其他身体体质稍好或健康状况正常的人出现哮喘和呼吸困难。所以,改善和减少身体耗氧量,改善及增加身体获氧量,才是治愈哮喘的关键。

现在分析一下哮喘患者为什么常常易患感冒和急性、慢性上呼吸道炎。按逻辑推理分析,这是由于患者自身免疫功能紊乱和免疫力下降了,才会比其他正常人群更易患感冒和上呼吸道感染,才会更易患上反复发作的慢性支气管炎、咽喉炎，支气管才会常有炎症水肿而分泌过多黏液堵塞支气管和气管，引起吸入氧气减少和呼吸困难。

现在解释一下自身免疫力。身体的免疫抗体包括：血液中的细胞抗体，如白细胞、T细胞、淋巴细胞、巨噬细胞、单核细胞等；体液抗体则有 IgA、IgG、IgM 等和不同的免疫球蛋白、免疫白蛋白等。这些免疫抗体的质量（好坏）与数量决定了自身免疫功能的强弱。这些身体的免疫抗体大部分都是在骨髓中生成的，骨髓就像工厂设备一样，而各种营养就像生产材料，只有材料质量好了，工厂设备改善了，这些产品（免疫抗体）的质量才能改善和增强。要想增加改善生产免疫抗体的营养和抗体质量，就要从改善整个生产企业整体人体出发，从改善企业的管理（大脑中枢神经系统）到改善生产材料（营养）的工艺设备功能（消化系统功能），才能选择利用更多的原材料（食物），这都是一环扣一环、相互关联的。

如能消化吸收更多铁、钙、镁等矿物质（微量元素）和营养，就能支持改善骨质密度和骨髓质量，从而更有效地生产制造出更多优质的细胞抗体和体液抗体。

对于哮喘急性发作的患者，要紧急送往医院急救，必要时使用类皮质激素和舒缓支气管平滑肌的药物、抗生素等对症治疗。首先必须控制哮喘急性发作，病情稳定后再进行改善患者体质的支持疗法。

具体措施如下：

（1）通过自然疗法，使用促进血液循环的按摩手法或物理治疗，放松颈部肌肉，使颈椎处的颈动静脉不受压迫，改善流向大脑的血液与营养的供应，使大脑神经得到舒缓和滋养，促进睡眠质量的改善。

（2）根据个体差异服用安神定志类的中成药，养心安神、改善睡眠，改善大脑功能，如服用安神定志丸、天王补心丹、柏子养心丸等中成药。当改善睡眠质量和舒缓中枢神经后，人体的耗氧量就可大幅减少，同时大脑神经可以控制、调节全身各系统器官，使其更协调、有效地工作，也有利于哮喘病的康复。

（3）适量运动可改善心肺功能，适量负重可增加骨质密度，适量晒太阳可增加身体合成与利用维生素D和增强骨质，从而改善制造血液的质量和免疫抗体功能。很多年幼时患有哮喘的儿童通过长期坚持运动锻炼，改善了心、肺等器官功能后，哮喘病痊愈。澳大利亚的2个奥林匹克运动游泳项目冠军年幼时患有哮喘病，经游泳锻炼改善心、肺功能后，哮喘就彻底治愈了。

每天适量地做些负重和有氧运动，有助于身体吸收利用更多钙、铁、镁等微量元素，精神紧张、焦虑、抑郁和耗氧多的症状也会得到明显改善或消失，身体体质也能显著增强。

（4）在改善消化吸收功能的同时，可服用含地黄类（生地黄、熟地黄）有强心补血作用的知柏地黄丸、杞菊地黄丸等中成药来强心补血。增强心脏泵出血量和血液供氧量，对治疗哮喘是十分有效的。

现代医学常通过补充钙质来放松紧张肌肉的痉挛抽搐，也可用中成药用，如用牡蛎龙骨熬煮中药来安神定志、改善睡眠，帮助大脑神经恢复健康。

（5）饮食疗法。针对哮喘患者的个体差异，饮食上宜以补血益气为原则。例如，可每天进食少量动物肝脏（每天100～200克），鸡蛋（1～2个）等帮助消化，还有很好的补血效果。每天熬煮肉汤，加入2～3茶匙的醋，可帮助分解钙、镁等矿物质，从而帮助身体吸收、利用这些矿物质，改善骨髓的造血功能和生成更优质的免疫抗体。

为什么儿童患哮喘的发病率明显高于成年人呢？这个问题目前尚无明确解释，而按医学逻辑思维分析则很容易理解。

因为儿童虽然生长力旺盛，但他们全身的器官功能（特别是心、肺、肾的生理功能、骨髓造血功能、免疫抗体功能）发育仍未成熟和完善，所以供氧能力与器官的代偿能力相对来说较低，当体质较虚弱时或生病及外伤等导致身体耗氧增加时，人体代偿性获取更多氧气的能力较低，所以更易患上呼吸道感染和引起哮喘。

儿童宜适当参加各种体育运动，特别是跑步、游泳等有利于增强心肺功能的运动，很多患哮喘但积极参与运动的儿童到了15～18岁时，心肺功能发育渐趋完善，哮喘就可不药而愈。

如可的松、复方泼尼松、地噻米松等类皮质激素类临床常用药物，可暂时提高患者的新陈代谢，加速血液循环，舒缓哮喘患者呼吸困难，很多类皮疹类皮肤病、风湿、类风湿关节炎和各种自身免疫性疾病或急性感染病危的患者都需服用这类激素。但长期（3个月以上）服用会引起水肿型虚肿。

这些药物的副作用是长期服用会使人出现骨质疏松，严重的可能会出现股骨头骨折、坏死，还会降低人体免疫力。

严重急性呼吸综合征即SARS、"非典"。"非典"期间，医院就是使用大量此类激素来治疗患者，使部分患者后续出现了骨质疏松和骨折、股骨头坏死等症状。

现在分析一下这些激素导致骨质疏松和容易引起骨折的原因。导致骨质疏松和骨折的原因是，长期服用这类激素除了代替和抑制了人体自身激素的分泌外，还会严重加重肝胆胃肠等消化系统器官的负担，对消化器官造成不同程度的损害，使其不能有效地从食物及营养补充剂中吸收利用钙、铁、镁等微量元素，患者的骨骼营养因缺乏这些必要的矿物质而发生骨质疏松、骨折。

当消化系统器官功能受损，就不能消化吸收足够的营养供应给骨髓制造出质量好的血液和免疫抗体，这样患者的血液质量不佳，免疫功能下降，就没有高质量的血液循环运输氧气、营养和能量给全身，所以患者常会出现面色苍白、乏力，不能将体内代谢废物及时运输至肾脏过滤排出，因此体内积液就会逐渐增加，出现浮肿虚胖的体态。

长期服用这类激素，会使患者进入恶性循环，除了给消化系统器官造成过重负担与损伤，使身体不能有效消化吸收更多营养，还会抑制患者自身腺体分泌，产生依赖和失用性萎缩，不能继续分泌出身体所需激素，因此，使新陈代谢和血液循环变慢，不能及时将体内积液和代谢废物排出体外，就容易出现水肿。

当消化功能和骨髓造血受到破坏，血液（包括血小板和红细胞、白细胞）质量与免疫功能下降，血液就容易形成血栓，容易引发心脏病猝死或脑血管意外；如血细胞质量不佳，也会引起呼吸困难和休克死亡。

为什么过敏原如花粉、尘螨、香水、动物毛发等是引起哮喘的病因？

用医学逻辑思维分析，任何异物可能进入人的鼻腔及呼吸道前，身体都会保护性地分泌出黏液将异物黏住，阻挡这些异物进入肺部。因为微小的异物如灰尘进入肺部后，不能像氧气一样通过毛细血管壁的半透膜进入血液，再经肾脏过滤排出，这些异物长期积聚在肺内组织中并引起肺组织破坏和肺功能受损。因为身体会分泌黏液阻挡各种各样的异物（包括灰尘、花粉）进入肺部，如果患者自身免疫力低下，气管支气管内已有很多慢性支气管炎症分泌物，会阻塞呼吸道和使气道变窄，导致患者吸入空气减少和精神紧张，增加身体耗氧量，造成大脑缺氧，此时大脑神中枢发出指令，让支气管加速吸入空气（氧气），当支气管平滑肌过度收缩，就会引起气管平滑肌抽搐痉挛，引起哮喘发作和呼吸困难。

　　笔者并不反对急救时或为控制病情时使用类皮质激素和任何舒张支气管平滑肌的药物，也不反对有针对性地使用抗生素，只是建议在使用这些必需的药物抢救生命与舒缓患者症状和呼吸困难的同时，针对个体差异选用中成药、食疗和物理疗法等去改善患者自身体质和健康状况，就能治愈疾病或缓解症状。

第三章 冠心病的分析与探讨

第三章 冠心病的分析与探讨

冠心病（coronary artery disease）是冠状动脉性心脏病的简称，是一种常见的心脏疾病，是指因冠状动脉狭窄、供血不足而引起的心肌机能障碍和（或）器质性病变，又称缺血性心脏病。

冠心病是冠状动脉粥样硬化或血管痉挛导致冠状动脉管腔狭窄或阻塞引起心肌缺血缺氧的心绞痛或心肌梗死，严重的可造成猝死。凡因心脏血管狭窄所引起的心脏病，都称为冠心病。

世界卫生组织（World Health Organization，WHO）将冠心病分为无症状心肌缺血（隐匿性冠心病）、心绞痛、心肌梗死、缺血性心力衰竭（缺血性心脏病）和猝死5种临床类型。临床中常分为稳定性冠心病和急性冠状动脉综合征。

世界卫生组织（WHO）还根据统计数据将心脏病发作时的状态进行分型，将其成因归咎于年老后血管壁老化失去弹性，易于破裂，这些说法似乎有些道理，但因个体差异，每个人的遗传与后天营养供应都不同，年龄只是一个有关因素，而非唯一的重要因素，我们无法改变年龄这个因素，但我们可以改善其他因素来延缓血管的硬化与衰老过程，获得更好的生活质量，甚至延年益寿。

医学逻辑思维认为，随着年龄的增长，血管老化是自然规律，但如果血管和血管壁供血供氧和营养供给更多、更好，血管与血管壁的质量相对也会更好，更可及时有效地修复血管壁的损坏和损伤，能有效地减缓其粥样硬化的程度和速度，使血管壁的寿命得到延长。虽说血管壁的硬化程度与年龄有直接的关系，但有些八九十岁以上的老人的血管壁的硬化程度比四五十岁者低，其血管更有弹性、韧性和质量更好，所以，老年人的血管和动脉的粥样硬化程度的差异性可以很大，其与遗传因素和老年人的健康状况有更直接的关系。老年人并非一定会患冠心病和心肌梗死，因此，年龄虽然是一个很重要的有关因素，但并不是冠心病和血管硬化的必然与最直接主要病因。

目前医学界认为，冠心病主要由8个危险因素引起，包括：①遗传；②高血压；③糖尿病；④血内胆固醇过高；⑤吸食香烟；⑥身体过重；⑦缺乏运动；⑧紧张生活。

医学逻辑思维认同冠心病与上述8个危险因素有关，但认为，上述危险因素都与人体各系统器官的健康状况和功能是否衰退有密切关系，改善了人体各系统器官的功能与健康状况，就能有效控制和降低以上8个危险因素的程度。

医学逻辑思维对冠心病的认识也有不同见解和值得更深入分析探讨的论述与论点，认为以上8个因素都与冠心病有密切关系，却并非罹患冠心病的关键与直接原因。

医学逻辑思维认为，动脉和冠状动脉粥样硬化，除了与老龄化有直接关系外，最直接的原因是血管和血管壁的质量及其血液供应和营养供给有着最直接和密切的关系，以上危险因素和重要的年龄因素也是通过影响这个最直接的因素来间接影响、伤害血管和血管壁，导致血管硬化与堵塞的。

例如，任何产品的质量与使用的生产材料和生产厂家的设备、工艺技术有最直接的关系，生产材料（营养供给）和设备、工艺技术进步和改善了，产品的质量就会变好。同理，血液质量和血管的营养供给改善了，血管与血管壁的质量就会不断地得到改善，血管壁受损时也能更快地得到修复。

导致冠状动脉粥样硬化、变窄，阻塞或堵塞而致心绞痛、心肌缺血、心肌梗死、心脏病发作的直接原因与下面几点都有直接关系，解决了以下几点，就可以有效地防治和改善冠心病病情，有效地降低冠心病的发病率。

（1）心脏功能变弱，心脏收缩力减弱，心脏泵出血液量减少，血液流速减慢，导致代偿性心跳过速或过缓，使冠状动脉没有充足的时间让足够的血液循环流过或单位时间内血流量减少等。而缺乏运动与控制心脏跳动的神经被麻痹和萎缩是导致心脏功能减弱的主要原因。

除了使用西药强心剂外，中药也有强心补血的作用，再进行适量运动，都能有效增强、改善心功能，增加全身的血流量和加速冠状动脉中的血流速度与流量，使垃圾不易沉积、血管不易变窄和堵塞。

（2）血液的质量与功能下降（血细胞数量尚在正常范围但质量不佳、功能低下、功能不全），或红细胞数量异常，都会直接减少血循环的流量与流速，血管内血液单位时间内流量减少了，血液流动慢了，血液中的胆固醇、甘油三酯、同型半胱氨酸等垃圾堆积沉着在冠状动脉的血管内壁上，造成冠状动脉粥样硬化，使冠状动脉管腔变窄、堵塞。

如能改善血液中红细胞的质量与功能（改善营养供应骨髓造血），其携氧量与运输营养、能量、垃圾和二氧化碳等的能力和运输速度（血液流动速度）都会增加、增快。这不但有利于更多血液循环流入小肠吸收更多营养支持骨髓造血，而且能增加供血和营养供给冠状动脉和心脏，还可运走积聚在血管壁上的油脂、胆固醇和垃圾，使冠状动脉阻塞状况改善，血流更通畅。

（3）血管壁的血供与营养供给的质量、数量不足，降低了血管壁的质量，使血管壁的韧性、弹性减退，会导致垃圾更易沉积而造成血管变窄，血管更易硬化、破损和阻塞。

改善了消化功能，可支持骨髓造出更高质量和功能的血细胞，有利于改善血管与血管壁的质量，也可改善其韧性和弹性，增加冠状动脉的血流量。

（4）肝胆、胰腺、胃肠等器官的消化吸收功能减退，不能有效地代谢更多的脂肪、胆固醇、甘油三酯、蛋白质、碳水化合物等，使身体内如胆固醇、甘油三酯、半胱氨酸等垃圾增多，并慢慢堆积在血管壁上，导致冠状动脉粥样硬化和变窄、阻塞。

改善消化吸收功能是改善身体体质的根本与基础，要用整体观辨证论治，从改善各系统功能着手，从改善睡眠与大脑中枢神经系统功能开始，改善饮食习惯并使用食疗。全身各系统器官功能是互相支持并一起工作的，其功能改善也是相辅相承、协调配合的。

临床统计数据显示，血检中同型半胱氨酸增高，患者冠心病和脑血管的意外发病率也会大大升高，间接支持了以上论点。因为同型半胱氨酸使身体不能有效地消化吸收、分解蛋白质，将其变成对人体有益的氨基酸这一消化过程中的半代谢产物。

同型半胱氨酸增高，说明患者的消化吸收能力下降，不能有效分解、利用进食的蛋白质，将其转化为可被身体利用和对身体十分有益的营养——氨基酸，所以，部分未能被吸收消化、利用的蛋白质就转化为半代谢产物，即同型半胱氨酸。

血液中的同型半胱氨酸增高，也说明患者消化吸收功能减退，不能有效地消化吸收食物来获取足够的营养，以供应骨髓造出高质量的血、血小板和生产出高质量的免疫抗体；同时，没有足够的营养供给人体的各个系统器官，包括心脑血管。所以，心脑血管的血管质量就不好，因容易发生炎症，血管容易破裂、变窄、堵塞；再加上质量不好的血液和血细胞容易被破坏形成血块、血栓，也不能有效、及时地修复破损的血管和血管壁，这就容易导致患者冠心病和脑血管的意外发病率大幅增加。

现代医学是一种循环医学，常常讲求眼见为实的证据。他们看到心肌梗死或心肌缺血是冠状动脉硬化、狭窄、阻塞

（堵塞）引起的。又看到冠状动脉的粥样硬化是甘油三酯、胆固醇等脂肪沉积在血管内壁上引起的，因此，胆固醇、甘油三酯等脂肪也就自然成为必然的证据。只是直接将原因指向高胆固醇和高脂肪饮食这一单一原因。

为什么很多长期喜欢吃肉食者和有些同样没有避忌较高胆固醇饮食者没有冠状动脉粥样硬化或狭窄、堵塞、心绞痛、心肌梗死等症状呢？为什么很多长期低脂肪、低胆固醇饮食者却患上冠状动脉粥样硬化、冠状动脉狭窄和心绞痛、心肌梗死呢？

医学逻辑思维认为，这与他们自身的消化吸收功能有关，这样才能理解真正的病因并能找到更合理的解释和治疗方法。

血管与冠状动脉就像河道，血流就像河流，心脏就像泵，心脏收缩有力就能泵出更多血液和加速血流速度，如果血流加速，就能将更多垃圾更快地运送到肾脏过滤排出或从皮肤汗腺排出体外。

人体血液中的垃圾包括体内不能代谢分解的油脂（如甘油三酯、胆固醇、失用性脂肪等），不能分解吸收利用的氨基酸的半代谢产物（如非蛋白氮、同型半胱氨酸等），以及身体代谢废物、废气（CO_2、氮、二氧化氮、二氧化硫等）。改善了消化功能，就能更有效地消化和利用食物中的营养，减少代谢垃圾，同时可减轻肾脏负担。

通过总结以上四点，治疗与预防冠心病就有了较明确的方向，即改善、增强心功能，改善肝与胃肠的消化吸收能力，让更多营养供应骨髓，生成更高质量的血液，供应更高质量的营养改善血管与血管壁的质量（韧性与弹性），减少身体代谢的废物和毒素，促进血流速度和血管内单位时间的血流量，就能改善并减轻冠状动脉粥样硬化和阻塞引起的心绞痛、心肌、梗死，有效预防和治疗冠心病。

临床上更可通过彩色超声心动图、冠状动脉血管造影、CT 等来检查心脏的收缩力度和单位时间内的泵出量，冠状动脉的狭窄与阻塞的变化与改善程度，以及冠状动脉内血流量与血管内血液的含氧量。

医学逻辑思维认为，对冠心病急性病发作，应该采取现代急救与 ICU 的一切急救措施和治疗方案。医学逻辑思维并不反对使用心脏支架、旁路等手术及西医西药对冠心病的治疗和急救，只是建议在治疗的同时不断改善自身体质、血液质量和血液循环，改变患者体质以帮助克服疾病与症状。特别是对急症患者，急救措施都是必需的，救命第一，待患者病情稳定下来，再根据患者个体差异进行治疗，治疗的原则就是按患者体质和各系统器官的健康状况，多数情况下并不需要停服正在服用的西药，需咨询专业医生的意见。治疗的顺序也十分重要，首先要改善患者的消化吸收功能和睡眠质量，才能更有效地帮助患者强心补血。如果先行强心补血，很多患者因消化吸收功能太弱，会出现中医所说的虚不受补的现象，出现胃肠不适、头晕头痛、恶心想吐等症状，这不但不能起到强心补血的作用，反而对患者身体健康状况更为不利，不可盲目为之。

根据笔者近30年的临床经验，因每个患者个体差异不同，其疗效、疗程都会有所不同，消化吸收能力较好的疗效更好更快，反之则较慢。疗效较快的通常治疗2～3周，患者会明显感到睡眠质量有所改善，食欲好转。如能服用强心补血的天然补药1～2周，患者会感觉精力更充沛，这就说明患者的心功能开始改善，能够泵出更多更高质量的血液供应营养、氧气和能量给患者。疗效稍慢的则需要1～3个月才有上述症状的改善，由于人体各系统器官是统一受大脑中枢神经系统统领而运作的，患者对医生治疗的信任程度等心理因素也会起到很重要的作用，对某些（少数）患者来说甚至可起到关键作用，信任程度高的患者疗效通常更为显著。

除了睡眠、食欲、体力、精神的改善，心血管功能的改善还表现为：患者面色从苍白变得较红润，手足由冰冷变得较暖和，有些患者大便常较稀软的则会大便变得成形，大脑的记忆力、思维能力、反应能力也会有明显改善，心区疼痛或心绞痛的症状也会逐渐减少和消失。这些都是由于心功能和血液质量改善，泵出更多高质量的血液至冠状动脉乃至全身所致。

关于疗程，因人而异，医学逻辑分析认为，一个疗程约为红细胞寿命期，即100～120天（每个疗程3～4个月）。如果结合彩色超声心动图检查，可观察到冠状动脉的供血不足有显著改善，冠状动脉内的血液含氧量也明显增多，血液颜色比以前更鲜艳了。

根据笔者的临床经验,在坚持自然疗法促进血液循环流动和天然成药补充剂的结合治疗并配合适量运动的情况下,冠心病患者各项指标(如血红蛋白指数、心电图、超声波冠状动脉检查、冠状动脉血管造影等)及健康状况都有明显改善。

第四章 高血压的分析与探讨

高血压（hypertension）是常见慢性病，是一种可伴有心、脑、肾、眼（视力受损）等器官功能或器质性损害的临床综合征。统计数据显示，2000年有近26%的成年人患有高血压，近年患者数量持续增长。

高血压是一种动脉血压升高的慢性疾病，血压的升高使心脏推动血液在血管内循环时的负担增大。血压分为两种，收缩压和舒张压，分别为心脏收缩（systole）或舒张（diastole）时血液对血管内壁的压力的测量值。

正常静息血压范围为收缩压90～140 mmHg和舒张压60～90 mmHg。血压持续等于或高于140/90 mmHg时则可确诊为高血压。

高血压分为原发性高血压（essential hypertension）和继发性高血压（secondary hypertension）。90%～95%的病例为原发性高血压，即没有明显病因的高血压。其余5%～10%的病例由影响肾脏、血管、心脏或内分泌系统的其他疾病引发，即继发性高血压。

据统计数据显示，不同地区高血压发病率差距颇大，印度农村的高血压发病率低至男性3.4%和女性6.8%。波兰的高血压发病率则高达男性68%和女性72.5%。

1995年，美国估计约4300万人患高血压或服用抗高血压药，约占美国成年人人数的24%，而且该比率一直在增长，2004年达29%，至2006年美国患高血压人数达7600万（占总人口的34%），且非洲籍美国成年人以44%的比率成为全球高血压发病率最高的人群。以上数据说明高血压与遗传和饮食习惯及气候环境等因素都有重大关系。

笔者在30多年治疗高血压的临床经验中发现，同年龄组别的素食主义者的肌肉组织相较非素食者普遍较松弛和缺乏光泽与弹性，这除了说明素食主义者的肌肉营养不足之外，较松弛的肌肉组织也导致血管同样松弛和缺乏张力，这样就会舒缓血管和降低血压。另外，素食者通常面色都较苍白，缺乏光泽，相对营养不良因素可造成骨髓造血功能较弱，素食者较易患贫血或血管内血液量相对较少，造成普遍性血压较低的现象。

我们宜一分为二地看待素食问题，素食主义者的身体和肌肉会出现营养不良、肌肉组织较松弛、缺乏弹性和血色及光泽，虽然其高血压发病率明显比非素食主义者低很多，但导致其平均寿命明显低于其他肉食者，这说明营养供给对人体健康和寿命起到了十分重要和关键的作用。

现代医学认为，高血压分为原发性与继发性两种，前者占多数（达90%～95%），原因未明，但与遗传和体质有密切的联系。后者则由其他疾病引起，如肾病、甲亢、肾上腺肿瘤、肺水肿等。WHO定下的标准是血压140/90 mmHg以下属正常，血压140/90 mmHg至160/95 mmHg为临界高血压，161/96 mmHg为高血压。多数国家的标准是3次晨起前或平静状态下测到的血压为140/90 mmHg或以上者为高血压。英国目前的规范处理方法是在一次测量发现高血压后，就进行 24 小时动态血压监控，以诊断高血压。有些国家的医生甚至会建议成人血压 130/85 mmHg 以上就应规律性服降压药。

现代医学提倡高血压人群体要改善生活习惯：

（1）控制饮食（减少食盐摄入，多吃水果、低脂食物）。

（2）适量运动、减轻体重，减少饮酒和摄取咖啡因。

（3）减轻压力。

（4）补充维生素 D 等。

临床上很多高血压患者经常服用复方降压药来调控血压，复方降压药多数含有不同成分的药物，以减轻某种药物对不同患者所产生的较大副作用和以多种小剂量来提高降压效果，其中常见的 4 种如下：

（1）镇静止痛（麻痹神经）类药物。

（2）利尿剂。

（3）神经传导阻滞剂。（beta – blocker）。

（4）血管紧张舒缓素。

上述都是现代医学界对高血压的认识与治疗，上网搜索或咨询医生也能了解，故不再赘述。

医学逻辑思维认同患者的血压情况与家族遗传关系密切，故个人血压因家族遗传各不相同，高血压不是由一两个简单因素引起的，而是由复杂和综合因素引起的，而且个体差异较大，因此，不宜用同一标准来衡量不同个体的血压是否合理水平。

医学逻辑思维认为，人体是有自身调节机制和功能的，人体在大脑下部（下丘脑下部）有一个生命中枢，包括下视丘和延脑。其中，延脑也称为"生命中枢"，能调控心跳呼吸、血管舒缩等反射。

医学逻辑思维认为，生命中枢都直接参与了下列所有调控血压升高或下降的工作，而遗传与体质的因素和其他综合因素，最终也是通过以下直接原因引起血压升高的。

（1）血管内的血液中任何物质增多都会导致血容量增加，因血液中任何物质增多，都会引起水分由组织液中渗入血管内稀释血液，使血容量增加，导致血压升高。

如血液的黏稠度或任何物质在血液中的浓度增加，例如，血液中的盐分或糖分，或任何矿物质或人体内代谢或半代谢产物、垃圾等浓度增加，都会导致组织液内水分通过毛细血管壁的半透膜渗入血管内，使血管内水和物质量增多，导致血压升高。

（2）血管与血管壁的质量与硬化（粥样硬化），随着年龄的增长，血管硬化程度也会相应增加，血管紧张收缩或弹性韧性老化变差不能放松舒缓血管，使血压升高。除了人体老年性血管硬化与血管壁粥样硬化外，当身体缺钙缺镁、肌肉紧张甚至痉挛时，都可以使血管紧张收缩引起血压升高；消化吸收功能紊乱、饮食不够优质，没有足够高质量的营养供应血管和血管壁，造成血管和血管壁的老化加速，不能及时有效放松舒缓血管，使血压升高。

（3）任何原因导致大脑缺血缺氧，大脑和生命中枢都会发出指令，命令血管收缩、心脏加速泵出更多血液供应大脑，从而导致血压升高。如颈椎病或肩颈肌肉肌腱慢性劳损或受伤，导致肩颈肌肉紧张而压迫颈总动静脉血管，阻碍供血给大脑，使大脑缺血，颅内充血水肿，可引起偏头痛、头痛；食物过敏或食物中毒导致血液循环大量流向消化系统和肾脏，造成大脑缺血缺氧，此时生命中枢就会发出指令，使血管收缩提升血压，使心跳加速、心脏收缩力增强，代偿性泵出更多血液供应大脑，同时升高血压。

（4）肾病、肾上腺肿瘤、甲亢、心衰、心源性水肿、肺水肿、腹水等都会使血容量增加，引起继发性高血压。

（5）外伤（也属继发性）会使身体应激性分泌更多肾上腺素使身体进入紧张应急状态，导致血管紧张收缩，血压升高，同时，生命中枢也会代偿性发出指令升高血压，加快血液循环以应对外伤，保障大脑供血以维持大脑工作。

高血压的常见并发症包括：

（1）脑血管病变，最常见的是脑溢血或脑血管意外。

（2）心脏病，包括心绞痛、冠状动脉疾病、心肌梗死、心衰等。

（3）肾脏病，包括肾功能异常、肾衰竭等。

（4）视网膜病变、出血、视力异常，严重时可致盲。

高血压的并发症也属高血压的预后，也间接说明了与以上直接病因密切相关，如由于消化吸收不良导致营养不良，全身血管（包括脑血管、毛细血管）的营养不足而引起血管质量不佳。心功能与血液质量的关系、肾功能与视力等都与全身健康状况和体质密不可分。

医学逻辑思维认为，血压升高有时是身体的一种代偿性的使血压增高来维持身体器官血供的保护性反应。当身体器官需要更多血供时，人体生命中枢就会发出指令，要求身体通过增加分泌激素和心跳加快、血管紧张、心脏收缩力增强来提高血压，是为了提供足够的血供；同时，血压升高也促使更多血液流向需求血供的器官（如大脑）。所以，有时血压稍高，是为了维持和保障身体器官有足够的血供。

医学逻辑思维认为，很多人都有个错误的观念，就是将头晕、头痛这个大脑缺血的结果与高血压本末倒置了。因为大脑缺血、缺氧、缺糖造成颅内充血水肿，压迫、刺激了大脑及颅内的感觉神经引起了头晕、头痛，这时大脑下部的生命中枢才下指令收缩血管来升高血压，泵出更多血流至大脑帮助减缓、减轻颅内充血水肿，而不是高血压引起的头晕、头痛。

那么，为什么患者服降压药后，头晕、头痛的症状又会减轻和消失呢？这是因为很多高血压药内含不同程度的血管紧张素舒缓素和镇静类药物，能松弛人的神经和舒缓血管的紧张度，让血液循环更容易流向大脑，帮助将颅脑内的水肿、积液排出，同时绝大多数降压药内都含不同程度的利尿药，能有效地减轻身体内的水肿，减少了压迫、刺激神经而引起的头晕、头痛症状。在很多情况下，如果血压不高于145/90 mmHg，有些高血压状态是身体所需的维持身体器官血液供应的、必要的正常保护性和代偿性反应，所以，有时血压升高并非全是坏事。如果血压较低或很低时，没有足够的血流供给大脑及身体器官，患者就会感到头晕、头痛、疲倦乏力等，甚至出现休克和生命危险。当然，如果血压升高太明显时，服降压药稳定血压还是必要的，但这并不能治本。

因为大脑或其他身体器官缺乏血供时，身体依然会反应性提高血压，促进大脑和缺血器官的供血。

医学逻辑思维认为，治疗高血压关键是要治疗改善上面提到的引起高血压的5种直接原因。现列举治疗方向如下：

（1）可以通过服用天然药物、中药食疗和自然疗法改善体质，改善大脑供血供氧，改善消化吸收以利用更多高质量的营养改善骨质密度，支持骨髓生产出更高质量的血细胞，身体就会生成更多质量不好的红细胞，使浓缩的血液得以改善和稀释成正常血液，有效减少血管内水肿和血容量，降低血压。

（2）通过对个体差异的对应治疗改善消化代谢，降低血液中的胆固醇、脂肪、半代谢产物（如非蛋白氮半胱氨酸）等废物的浓度和水平，改善身体新陈代谢和血液循环来达到减低血液中糖、矿物质、微量元素的含量至正常水平，让体内组织液不会过量流入血管内稀释血液造成血容量增加而提升血压，从而直接、有效地降低过高的血压。

（3）天然药物、中药（如知柏地黄丸、杞菊地黄丸等）与适量运动都能有效地增强和改善心功能，使心跳匀速有力、心跳平缓，除了使冠状动脉有更多时间舒张供血给心肌，更可让主动脉等血管有足够时间舒缓以降低血压。

现今医学界主要采用治疗高血压的药物多数是混合几种成分的复方降压药，只是暂时降低、维持血压的药物，需要长期甚至终生服用。而降压药都有一定的副作用，不是根治的良策。以下是其中几种主要降压药，为了减少降压药的副作用，现在生产的降压药多为复方降压药。

（1）利尿药。利尿药能将血管内液体、水分从血液经肾脏过滤排出体外，血液中水分减少，血液就会变浓稠，其运输的氧气、营养、能量就会减少，使患者疲劳易乏、精神不佳。血液变浓后，体内组织中的水分就会渗入血管，身体组织脱水后会缺水，使患者口渴，而饮水补充水分后血压又会再升高。长期服用利尿药除了使患者易脱水疲劳、睡眠质量不佳外，还会增加肾脏负担，使肾功能因过度使用而逐渐衰退，长期使用利尿药更会导致肾萎缩（如高血压固缩肾）和慢性肾功能衰竭。

高血压本就加重了肾脏血管的负担，且每天需过滤掉更多尿液，使肾功能因过劳而逐渐减弱，长期服用利尿药，严重增加了患者患高血压固缩肾和肾衰竭的可能。

目前，医学界大多将高血压固缩肾与肾衰竭归咎于高血压，但笔者认为，主要原因是患者需要长期服用利尿药，使肾脏每天需要过滤和排出更多的尿液（肾脏过度劳累），加重了肾脏负担和降低了肾脏功能，这才是导致高血压固缩肾与肾衰竭的主要原因。

笔者认为，国外很多医药研究都是由制药公司自己研究和出报告的，即使大学的药物研发也多是由他们赞助完成的，研究结论多与制药公司的利益有直接或间接关系，这常会导致他们尽量将绝大多数副作用都完全归咎于疾病本身或其并发症而将药物的（副）作用排除在外，就如将肾萎缩称为"高血压固缩肾"，而将长期服用利尿降压药增加了肾脏的负担使肾脏过劳萎缩的主要原因忽略掉，笔者认为这是不合理、不公正的。

（2）抑制交感神经的药物。这种药物的作用原理是阻断$β_1$受体从而降低心脏收缩力，减慢心跳速率，进而降血压。

该药常用于治疗高血压、心律不齐、心绞痛等。

医学逻辑思维认为，身体（器官）缺血缺氧，生命中枢才会传导信息命使心脏加速收缩泵出更多血液供应大脑和身体，使血压升高，而通过阻断 $β_1$ 受体，使传导信息受阻、心脏收缩力减弱、心率变慢、血压下降，同时供血不足会使患者感觉疲倦，大脑缺血缺氧致思维反应迟钝，是治标不治本之法，长期服用并非良策。

（3）抑制血管收缩药物（如血管紧张素舒缓素）。这类药物的作用是使体内血管（包括小血管和毛细血管）松弛扩张，大量血液暂时分流入小血管和毛细血管内，使主动脉和大血管内血压暂时降低。用药后血管松弛扩张会致全身轻微浮肿、大血管内血液不足，使大脑供血供氧减少，易致头晕眼花、精神不佳、注意力不集中、疲劳乏力。长期每天服药只能单纯控制血压，并不能治本，不能改善患者体质和健康，并非最适合疗法。

专业医生常混合使用以上几种降压药以求减轻副作用。

医学逻辑思维认为，治疗方向应是适当使用降压药控制高血压的同时，根据个体差异，以整体疗法全方位地改善患者自身体质，主要包括：

（1）改善大脑神经系统功能，使大脑神经放松、血管神经放松，有利于血压下降至合理或正常范围。

（2）改善消化促进营养吸收，支持骨髓造出更多更高质量的血细胞和免疫抗体，使血液量正常（不浓稠）且流速加快，有利于降低血内浓度和减少血容量而达到降压的目的。

（3）改善心功能，使心跳匀速平缓以利均衡供血，使大脑及生命中枢不需要提高血压来增加缺血器官的供血，有利于维持血压正常。

（4）调整饮食和生活方式，详见第一章中所述的饮食疗法。高血压患者的饮食宜在易消化吸收的基础上相对营养丰富，宜多吃有机农产品，并少量多餐。

（5）患者应适当减轻体重，有利于心脏健康和维持血压稳定。

第五章

注意力缺陷、小儿多动症和老年痴呆症的分析与探讨

注意力缺陷与小儿多动症（attention deficit hyperactivity disorder，ADHD）也称为注意力缺乏与过动症，是一种常见的脑部发育迟缓、发展障碍，主要症状是注意力涣散或集中困难、活动过多、自制力弱、记忆力不佳。ADHD 多发于婴幼儿，4～13 岁时症状最明显，不同患儿注意力不集中与小儿多动症的程度都各有不同，严重的可发展成自闭症（autism）。

医学逻辑思维从不同角度分析探讨 ADHD 的成因、找出更合理有效的改善治疗的方法。笔者尝试通过临床经验和逻辑推理去探讨 ADHD，大脑发育迟缓或障碍除了与先天遗传因素有关，大多数是由于大脑曾因缺血缺氧和缺营养供应而引起的大脑伤害、功能紊乱障碍、发育不良等综合原因引起的。

导致人体大脑缺血缺氧的原因各不相同，较常见的有小儿发烧没有及时降温，高温使大脑耗氧增加，发烧时间长了就会使发育未成熟的小儿大脑缺血缺氧和缺营养，导致大脑组织受损发生功能障碍，引起 ADHD，较严重的可能会造成自闭症，甚至发生瘫痪、严重的脑水肿，有生命危险。还有其他原因，如新生儿脐带绕颈、孕妇骨盆较小、巨大婴儿、孕妇宫缩乏力延缓婴儿出生、头部外伤性创伤等。任何原因导致婴幼儿或成人大脑缺血缺氧和缺营养供应，都可使大脑皮层组织受损，导致大脑功能不同程度的紊乱或障碍，这些都是 ADHD 和自闭症的致病原因。

医学逻辑思维认为，改善与治疗 ADHD 与自闭症甚至精神类疾病（psychosis）的基本方向与方法是相同的，都是通过改善大脑的血液供应与营养供应来促进大脑皮层细胞的修复，可以用天然中药与自然疗法改善身体体质与骨髓造血质量，改善大脑的供血供氧和营养，从改善全身肌肉紧张与血液循环开始，放松身体和改善睡眠质量，使大脑放松和休息，这样大脑功能障碍就有机会逐渐改善和恢复。这样的治疗看似非常简单和没有任何副作用，但对患 ADHD 的儿童来说任何治疗都不是容易的，需要家长密切配合才能保证疗效，如果家长对治疗无信心和配合不积极，要获得理想疗效还是有一定困难的。因此，一定要与患儿家长充分沟通并解释清楚其原理，才能获得家长的信任与配合。

笔者在临床上通过养心安神的中药与自然疗法配合按摩、理疗等促进大脑血液供应和改善患者的睡眠质量，治愈了很多 ADHD 症患儿，疗效是十分显著的。

其实，每个人都有其自愈能力，具体来说就是血液流向受损部位进行修复，改善了血液的质量，增加了局部的血液循环流量，就能提高自身的自愈修复能力去修复身体受损或发育迟缓的器官，从而促进和加快身体器官的自愈速度并使自愈效果更为理想、有效。

据报道，近 50% 的 ADHD 幼童无经特殊治疗，待他们 16～18 岁时，身体器官发育更成熟、体内激素水平提高，可维持更多血液循环供血供氧给大脑时，ADHD 的症状都会有不同程度的改善。但也有统计数据指出，其中60%的ADHD症状会持续至成年时期，而这60%中的41%，其症状仍会对生活造成明显影响。

医学逻辑思维认为，只要治疗方向、方法正确，有效改善了睡眠质量，使大脑得到休息，提高了大脑供血供氧，ADHD病情的改善还是很显著的。

ADHD患儿家长常关心、询问治疗时长、疗效及时间。

根据笔者30多年来治疗近百例ADHD与自闭症患儿的经验，虽然疗效因个体差异有所不同，但如能坚持服药，95%以上病例服中成药1～2个月后就有较明显的效果，2～4个月后大多数患儿的症状基本不会影响日常生活。另外5%的患儿也可观察到不同程度的改善，这可能与其家庭环境和睡眠环境不佳及不规律服药有很大关系。

临床上常见的ADHD患儿以男童为多，特别是多动症，女童则表现为难以保持专注、分心、粗心、记忆力不佳、读写能力较弱、不耐烦等，这可能是女童的发育比男童稍早，雌激素水平稍高使女童较男童稍安静，多动症与对别人的影响相对较小，而早熟与雌激素分泌水平相对较高，可使新陈代谢水平提高而使血液循环更活跃，从而使大脑供血相应增加，这应该是女童患ADHD和小儿多动症相较男童为少的主要原因。

近期医学研究发现，ADHD是由一种发生在脑前额叶的遗传性多巴胺新陈代谢失常引起的，也有研究认为，去甲肾上腺素（norepinephrine）的新陈代谢对病情有影响。

医学逻辑思维的理解是，这种遗传是因父母身体体质不佳，大脑神经系统功能相对较弱，容易精神紧张和睡眠质量不佳，导致子女也遗传继承了父母以上较弱大脑神经系统的体质，再加上子女的消化吸收功能不好导致骨髓造血不佳，使血液质量不佳、大脑供血供氧不足，而相对普通儿童更容易患上 ADHD。而去甲肾上腺素的质量不佳与代偿性分泌，也是没有足够的血液和营养供应肾上腺生产出高质量的去甲肾上腺素，而质量不佳的去甲肾上腺素也是不能维持足够的血液与营养供应大脑，影响大脑功能和导致大脑功能障碍的，这完全没有矛盾。

核磁共振的成像技术（magnetic resonance imaging，MRI）对脑部扫描的成像也显示，正常儿童的脑部成像明显较红色鲜艳（说明血液量与含氧量多），而 ADHD 患儿脑部成像则呈青蓝色而较少红色（说明血供量与含氧量明显低于正常儿童）。这也进一步论证、支持了大脑血氧供应量是导致 ADHD 的主要原因。

关于现代医学对 ADHD 病因的分析与探讨。

目前，现代医学对 ADHD 的病因与发病机理尚无合理的解释，但有各种不同的假设，来自神经性及化学性的解释占大多数，如多巴胺、去甲肾上腺素及影响神经传导的物质色胺酸等因素。还受解剖学、遗传性、环境性等综合作用的复杂因素影响。

医学逻辑思维的理解是这些神经性化学物质的分泌是由于大脑神经缺血缺氧缺营养、受损、受压和受刺激后的代偿性分泌产物，如偏头痛或顽固性头痛等大脑神经受压迫刺激时也会分泌多巴胺、去甲肾上腺素等作为代偿性产物，目的是加速维持血液循环流动入脑以缓解大脑缺血缺氧。

根据解剖学，了解 ADHD 患儿前额叶（frontal lobe）比正常儿童小 10%，同时，大脑的前上部与大脑前内部的容积也比正常儿童小 10%。

医学逻辑思维认为，ADHD 患儿的大脑前额叶及大脑前上部和前内部的容积缩小了约 10%，也间接说明这是由大脑长期（慢性）缺血缺氧与缺乏充足营养供应而受损，大脑发育迟缓所致。如能有效改善血液的质量和增加大脑的供血供氧、给予大脑神经更多的营养供给，使大脑有更佳的睡眠效果，大脑的体积与容积就可以有机会逐渐发育增大，ADHD 的症状就会逐渐减少和消失，小儿就会恢复正常。笔者在 30 多年的临床实践中通过以上方法治愈了上百例 ADHD 患者，治疗是十分有效的。

医学逻辑思维认为，人体神经受损后的修复相对肌肉或皮肤损伤会慢很多，这是由于大脑有血脑屏障（blood brain barrier）和神经包膜包裹保护，其目的是不让细菌、病毒和有毒物质等穿过血脑屏障和神经包膜对大脑细胞及神经细胞造成伤害，所以血液也不能直接通过血脑屏障和神经包膜进入大脑细胞和神经细胞供应营养来进行修复，而只能在血脑屏障和神经包膜外进行有限的液体营养输送和交流。所以，即使我们有针对性地增加和改善大脑和神经的血液和营养供应，大脑皮层细胞和神经细胞受伤害后的恢复速度相对身体其他部位组织的修复速度慢。

接下来，分析一下老年痴呆症（Alzheimer's disease，AD），这是一种起病隐匿的进行性发展的神经系统退行性疾病，临床上以记忆障碍、失语、失用、失认、视空间技能损害、执行功能障碍以及人格和行为改变等全面性痴呆表现为特征的疾病。65岁前发病者被称早老性痴呆，65岁以后发病者被称为老年性痴呆。

最新医学研究发现，在饮食中提高胆碱含量对老年痴呆症患者治疗有显著疗效，这个研究结果来自美国亚利桑那州立大学生产科学学院的雷蒙·维拉奎茨团队（后文简称"维拉团队"）。老年痴呆症（AD）的大脑因胆碱乙酰化酶、乙酰胆碱含量和大脑内胆固醇含量显著减少，使大脑的沟回变宽，大脑逐渐萎缩和功能衰退，出现记忆力减退等。该研究团队发现，胆碱是少数能够穿过血脑屏障的物质之一，而血液和绝大多数药物、化学物质、细菌、病毒等是不能通过血脑屏障的，这样在保护了大脑的同时又有助于大脑的康复。穿过血脑屏障后的胆碱可以促进大脑记忆细胞的生长发育，也可以进入脑细胞中制造有助于大脑功能恢复和提高记忆力的化学物质。

研究者认为，体内胆碱缺失会导致乙酰胆碱酯酶缺乏，进而影响大脑功能与健康。乙酰胆碱是一种神经递质，乙酰胆酶是与之相关的酶，乙酰胆在神经信号传递中扮演重要角色。

研究者将神经递质分为许多类，包括：①乙酰胆碱，负责影响认知、学习和记忆；②多巴胺，负责影响快乐与"奖励"机制；③内啡肽，负责影响止痛、镇静；④5-羟色胺（5-HT），负责稳定情绪；⑤肾上腺素，负责增强应激状态。

维拉团队通过用高胆碱喂食已出现老年痴呆症症状的孕期小鼠一段时间后，发现实验组的母体认知功能得到了极大的改善，而不管有没有喂食子鼠高胆碱饮食，其空间记忆力也明显优于对照组。随后，他们对小鼠海马组织的分析发现高胆碱饮食的小鼠母亲代和子代的海马区发育都趋于正常，基因表达也发生了改变和进步。

维拉团队认为，胆碱可改善大脑功能和老年痴呆症大脑的机理为胆碱保护大脑机制，包括：①降低同型半胱氨酸的水平；②降低小胶质细胞的活性。

医学逻辑思维认同胆碱可穿过血脑屏障营养大脑，增加大脑内有益胆固醇含量，减小慢性退化的大脑的沟回宽度，从而改善大脑的功能和认知能力；但并不认同胆碱直接降低了同型半胱氨酸的水平，因为同型半胱氨酸使人体消化功能减退，而不能将进食的蛋白质消化为对人体有用的氨基酸过程中的半代谢产物，而胆碱是一种营养物质且可穿过血脑屏障改善大脑内化学物质与平衡来达到改善大脑功能和认知能力。胆碱主要通过改善大脑功能，再间接通过大脑功能控制、调节、改善消化吸收功能来降低不被消化利用的蛋白质（氨基酸）的半代谢产物——同型半胱氨酸。

医学逻辑思维认同高胆碱饮食可改善老年痴呆症的症状和病情，同样认为，高胆碱饮食对ADHD和小儿多动症、焦虑症、抑郁症和精神疾病等大脑功能紊乱、障碍和大脑退行性萎缩、功能缺失的大脑神经性疾病是有帮助的，甚至对脑血管意外的后遗症恢复也有帮助，如果能配合医学逻辑思维理论的治疗，疗效肯定更为显著。

因为患者（包括老年痴呆症患者）如果消化吸收功能不佳，他们也同样不能有效地吸收利用进食到胃里的胆碱，治疗效果肯定会大打折扣。

下文列举一些高胆碱食物（依照含量顺序）及其具体胆碱含量。

牛肝：1片（约68克），含290毫克胆碱；

鸡肝：1片（约68克），含222毫克胆碱；

鸡蛋：1个（约50克），含113毫克胆碱；

鳕鱼：85克，含248毫克胆碱；

三文鱼：110克，含62.7毫克胆碱；

花椰菜汁：118毫升，含24.2毫克胆碱；

西兰花汁：118毫升，含31.3毫克胆碱；

大豆油：15毫升，含47.3毫克胆碱。

笔者认为，鸡蛋、鸡肝、鸭肝是性价比较高的含高胆碱的食物，鸡蛋内的胆碱主要集中在蛋黄内。而鸡肝、鸭肝则是最容易消化吸收的高胆碱食物，适量食用，其内含的胆固醇对人体也是有益的，不必太过担心。牛奶也含有丰富的胆碱，但经如巴氏消毒法处理后，低脂牛奶中的胆碱含量减少了80%以上。

以上研究成果表明，医学逻辑思维在改善消化吸收、血液营养供应和修复人体受损、病变部位方面的理论是合理的。只要血液和大脑所需营养的质量改善了，大脑和神经的供血增加了，大脑经细胞可以得到改善和不同程度修复，而且部分还可以完全修复，只是需要更多时间而已；而小儿大脑神经受损的修复相较成年人或老年痴呆症患者更快和更容易，这与小儿的生长激素分泌和生长发育能力更强有密切关系。同理，医学逻辑思维指导对大脑神经细胞的修复对治疗精神病和老年痴呆症也是十分有效的。笔者临床上治疗了几十例老年痴呆症患者，年龄从50岁至80多岁不等，对老年痴呆症患者的记忆力及注意力的改善是十分有效的。

笔者对精神病（精神分裂症）治疗的病例相对比较少，其中只有2例能坚持长期治疗，患者年龄分别是25岁、32

岁，经过治疗后患者都能恢复自理能力，如上学、开车、与人正常交流等，基本治愈和完全停药后几年也没有精神病复发，但由于病例较少，这方面还需要做进一步临床研究。

与修复大脑神经受损的原理相同，改善大脑睡眠质量和改善大脑血液、营养供应对戒烟、戒毒瘾和美沙酮上瘾的患者的治疗效果也是十分理想的。笔者在30多年的临床实践中，成功地帮助大量患者戒烟、戒酒和几十例患者戒毒、戒美沙酮。

笔者曾经看过哈佛大学一个医学研究的视频，研究人员将幼龄白鼠的血液通过静脉输液输给年老的记忆力减退的老年白鼠，观察发现老年白鼠的活动能力、记忆能力、方位辨认能力和反应能力都有了明显的增强。研究人员又将年轻人的血液分多次输给老年痴呆症患者，一段时间后，同样发现老年痴呆症患者的记忆力和认知力都有了明显的改善。因此研究结论显示，给老年痴呆症患者输入年轻健康者的血液，短期内有助于老年痴呆症患者的记忆力和其他症状的改善。这个研究结论也支持了医学逻辑思维通过改善大脑血液质量、血液供应和营养供应可帮助大脑功能紊乱、障碍的改善和修复。但是，医学逻辑思维认为，通过金钱交易给老年人输入年轻人的血液，有违社会伦理道德，而且别人的血液质量再好，自身免疫系统对别人的血液都有排斥作用。因此，别人的血液输入体内，仅能生存2～3周（自身血细胞寿命周期为90～120天），所以，靠输血只能临时救急。正确的方法还是改善自身的消化吸收功能，改善饮食营养，改善骨髓造血功能来生产出更多更高质量的红细胞，改善大脑的血液循环和营养供应，达到修复大脑损伤和功能的目的。

关于 ADHD 患者的性别差异，医学研究对许多 ADHD 患者进行了统计数据分析。美国 2000 年的统计数据显示，有 3%～7% 的儿童患有 ADHD，且地区差异很大，诊断出患 ADHD 的男童比女童多 2 倍（男童比例 10%，女童比例 4%）。中国台湾地区的统计数据显示，有 3%～7% 的学龄儿童患 ADHD，男童是女童的 3 倍（男童比例 9.2%，女童比例 2.9%）。

医学逻辑思维认为，男女童患 ADHD 比例的差异除了男童更易诊断之外，男童患 ADHD 的比例是女童的 2～3 倍，与女童相较男童更早熟且体内激素及雌激素分泌水平比男童更高有关。同时，也与饮食习惯和营养供应密切相关。

美国与中国台湾地区的统计数据显示，学龄儿童患 ADHD 的比例同为 3%～7%，美国的统计数据显示男童患 ADHD 的比例是女童的 2 倍多，但中国台湾地区的男童患 ADHD 的比例是女童的 3 倍，除了与饮食习惯有关外，可能与中国台湾地区乃至亚洲地区的部分家长有重男轻女的思想，对男童更为重视，发现男孩有问题前来求诊的意愿比对女童的求诊意愿更高有关，而统计数据显示的轻微差别也是在允许范围内。

根据医学逻辑思维理论分析，患 ADHD 的男童比女童多是事实，这与女童相对同龄男童稍为早熟，女童体内分泌激素水平稍高有关，这使同龄女童的身体和大脑的供血量、供氧、营养供应相较男童稍多，而女童体内的雌激素也可使女童比男童安静，相对较高的激素分泌水平使女童大脑早期发育比男童早熟，也是女童患小儿 ADHD 比例比男童比例低的原因。当女童成年后，女性由于月经来潮时体内雌激素水平下降明显，女性骨质内矿物质密度相对较男性低，骨髓形成的红细胞中的血红蛋白含氧量平均值也较男性低。因此，就成年女性平均情况而言，大脑的供血、供氧、营养供应相较男性少，这导致女性患 ADHD 的比例相对提高至与男性相同或更高，而事实上女性患偏头痛、焦虑症、抑郁症等大脑神经功能紊乱与障碍类疾病的比例也明显比男性高。

这些统计数据都从侧面支持了医学逻辑思维对 ADHD 和大脑受损乃至大脑功能障碍或减退疾病和老年痴呆症的分析。

第六章 糖尿病及其并发症和预后的分析与探讨

糖尿病（diabetes）在现今社会已是一种常见慢性代谢性疾病，它的特征是血糖长期高于标准值。高血糖通常会造成"三多一少"的症状，即多食、多饮、尿频及体重下降。

现代医学认为，糖尿病是一种内分泌失调所致的疾病，现代医学将糖尿病分为Ⅰ型糖尿病和Ⅱ型糖尿病两种类型。两种类型的糖尿病都可发展并引起很多并发症。常见病症有视力受损、头痛、无力、伤口愈合缓慢及皮肤瘙痒等。急性并发症包括糖尿病酮酸血症和高渗透压高血糖非酮酸性昏迷；严重的长期并发症包括心血管疾病、中风、慢性肾病、糖尿病足溃疡、视网膜病变等。

现代医学认为，糖尿病有两个主要成因：①胰腺无法生产足够的胰岛素；②细胞对胰岛素不敏感。

全世界的糖尿病患者数由1997年的1.24亿人增至2014年的4.22亿人。由于糖尿病患者人数快速增加并导致极其严重的并发症，患者生活品质下降，并给其造成极大的财务负担，因此，联合国将每年的11月14日定为"联合国世界糖尿病日"。

根据1990年WHO与国际糖尿病联盟公布标准：

（1）空腹血糖（FPG）$\geqslant$ 7.0 mmol/L（126 mg/dL）；

（2）餐后2小时血浆血糖（2 h PG）$\geqslant$ 11.1 mmol/L（200 mg/dL）。

具备以上两项者即可诊断为糖尿病。

医学逻辑思维从不同角度去了解糖尿病及其并发症、预后的发生发展全过程，用医学逻辑思维来分析研究糖尿病的病因、发病机理、并发症和预后的全过程，对糖尿病的认识与现代医学有所不同，再通过结果反向求证糖尿病的成因。

医学逻辑思维认为，糖尿病只是因血糖、尿糖升高的身体症状而命名的。要清楚了解糖尿病必须从其预后、并发症及发生发展过程来反向分析了解糖尿病，就如检验已知结果的数学题一样从结果一步一步来反证其正确与否，而不应只以关注血糖和控制血糖为目的。因为血糖、尿糖升高可能只是糖尿病发生发展过程中的一种未能及时代谢的情况，而非其病因、并发症和预后发生发展的根本原因。

现代医学常以观察患者眼底毛细血管的破坏程度来诊断、判断糖尿病患者患糖尿病的严重程度。患严重糖尿病或糖尿病晚期患者会因眼底毛细血管破裂（坏）而变盲；因血液质量和血液循环变差、毛细血管硬化破裂而导致脑血管意外（中风）、心血管疾病、伤口长期不愈合，足部溃疡（ulcer）或坏疽（gangrene）等血管破坏性疾病；因免疫功能低下而导致长期慢性感染不愈、发生肺部感染，严重的会导致死亡。

以上糖尿病的严重程度预后、并发症，与血糖的高低并无直接关系，而与身体的血液质量、营养供给、血液循环、血管的质量、免疫抗体的质量和免疫功能有密切的关联。这就是说，如果身体不能有效地吸收营养作为生产材料供应骨髓以生产出质量好的血液，再将足够高质量的营养用来生产和修复血管与血管壁，血管和血管壁的质量就会变差；反之，血管与血管壁的质量才能不断改善和提高。

糖尿病是与患者全身各系统器官的功能都有密切关系的，只有有效地改善糖尿病患者的消化吸收功能和骨髓造血功能以及整体健康状况，身体器官功能和血液质量才能真正获得改善，身体才能更有效地将血糖转化为能量，患者才不易感到疲劳，血糖也会相应下降，糖尿病的并发症也会改善和减少。

医学逻辑思维认为，糖尿病并非摄入过量糖类引起的，从糖尿病的预后与并发症的结果反推论证，糖尿病不但是一种内分泌失调的慢性疾病，而且是一种消化系统器官功能慢性衰退的疾病，而血糖升高与糖尿只是这个衰退过程中的一种产物，胰腺与胰岛素分泌功能下降也只是整个消化系统器官功能减退和血细胞及抗体质量变差的其中一部分，即糖尿病的严重程度取决于消化系统器官功能和营养供应导致的血液质量和血管质量，而非血糖、尿糖的高低。

临床上常见部分糖尿病早期患者因消化吸收不良，其胰腺会代偿性生产出更多的胰岛素，但因这些增加的胰岛素质量不佳，不能有效将葡萄糖分解转化为能量，导致患者血液内胰岛素的数量增加了，而血糖仍然升高且感觉易疲劳。

笔者在 30 多年的临床实践中，曾诊治过几例胰腺部分切除的患者，患者术后血糖并没有明显升高，也不用额外注射胰岛素，这说明可能人体内除胰脏外，肝脏等消化器官也能代偿性将（肝）糖原和血糖转化为能量。

医学逻辑思维认为，糖尿病患者的预后是以血管的破坏程度来判断其严重程度的，而不是以血糖、尿糖的高低来决定的，所以，在适当控制血糖的前提下，应以改善身体吸收利用更多营养以支持修复与改善身体内血管的质量为重点。

笔者认为，改善毛细血管和血管的质量可以从下几方面入手。

（1）人体各系统器官的功能与健康状况就如一间大公司一样运作，要改善公司的产品质量与效益，首先要从改善CEO（大脑神经功能）着手，因为CEO的政策方向直接影响了公司的发展与前景，所以很多经营不善的公司都会更换CEO（总经理或董事长）。人体也是一样，大脑控制调节了全身各系统的功能，所以改善大脑的供血供氧与补充营养，能让大脑更放松，睡眠效果更佳，使大脑耗氧、需营养和需血量减少，就可让更多血液循环流向消化系统器官，去消化吸收更多营养，去支持、改善骨髓造血和修复、改善全身各器官及腺体的功能，使患者体质与健康状况得到改善，有更多高质量的血液循环供应更多优质营养去修复、改善血管的质量。

具体的治疗应根据患者的体质进行，可用按摩、理疗的方法放松患者的肌肉、神经，刺激血液循环流向大脑和神经系统，再服用养心安神的中成药，如安神定志丸或柏子养心丸等安神定志类的中药来改善患者的睡眠质量。

（2）通过改善饮食习惯和根据患者个体体质用天然中药改善其消化吸收能力，再行补血、营养大脑神经、补多种矿物质微量元素，使患者骨质、骨髓造血，生产免疫抗体的功能得以改善，生产出更高质量的血细胞和免疫抗体。

关于补气、补血和养心安神的中成药，个人认为，宜选择在中国北方天气寒冷地域生长的中药，因为在天气寒冷的地域，植物生长相对较慢，其药用植物中所含的各类天然物质与微量元素都较在南方较热地域生长较快的药用植物的疗效更好。笔者在购药时会自己亲自试服以检验药味、药效，建议大家购买补药时，尽量选择北方生长的道地药材。

医学逻辑思维认为，人体是个整体运作的统一体，就如一个大公司是由各部门共同参与运作的，糖尿病不只受血糖的高低、胰岛素分泌的多寡及质量的好坏所影响，当患者的血液质量与血液循环得到改善，就能供应更多能量给患者，使患者精力充沛不易疲劳，能量都是由糖原转化来的。通常经过2～3周的治疗，患者就能感觉精神状况有所改善，大多数Ⅱ型糖尿病患者经过2～3个疗程的治疗，血糖、尿糖水平也会相应下降和趋于稳定。

Ⅰ型糖尿病患者的治疗要结合患者的年龄和健康状况及糖尿病的严重程度，经治疗后症状与身体状况的改善是明显的。以笔者多年的经验，只要坚持治疗和锻炼，大多数Ⅰ型糖尿病患者的血糖与血管质量都有显著的改善，并能不同程度地减少胰岛素的使用量，但只有少数年轻且能坚持治疗的Ⅰ型糖尿病患者，能在完全停用胰岛素后保持正常的血糖和充沛的精力。

（3）适当的体育锻炼、良好的饮食习惯、规律的日常作息，都有助于糖尿病患者改善自身体质和减少各种并发症发生。

（4）医学逻辑思维认为，减肥是对抗糖尿病的一种十分有效的方法，因为患糖尿病的其中一个主要原因就是不能有效地将血糖转化为能量，而这些不能转化成能量的糖类就会很容易转化为脂肪，使糖尿病患者体重增加。医学逻辑思维认为，糖尿病患者的身体缺乏能量和需要更多的糖，而过量的糖不能变成能量又会转化为脂肪，这就会变成一个增加患者体重的恶性循环。减肥就能打破这个恶性循环，所以，能够健康有效地减肥，即说明能将血液中过量的血糖有效地转化成能量，患者就不易感到疲劳，这样糖尿病病情就会有所改善，有利于患者康复。

医学逻辑思维对糖尿病治疗的指导作用是有效且明显的，多数患者2～3周精神状态和体力就有明显改善，但逐步改善全身体质、骨质骨髓造血功能、血液与自身免疫抗体的功能方面，因个体差异化，需要的时间也不同，快的可能2～3个疗程，慢的却需几年的时间，但只要治疗方向、方法正确，患者的健康状况和体质就能不断改善。

第七章 焦虑症、抑郁症和精神病的分析与探讨

第七章 焦虑症、抑郁症和精神病的分析与探讨

焦虑症、抑郁症的发病率在各都有明显增加的现象和趋势，是现代社会的一大常见疾病。临床上医生只是按不同的症状表现来命名，两者间的症状可随时间、环境变化而互换或共存。

焦虑症是大脑功能警觉性增高的心理性疾病，患者自主神经系统功能不稳定，临床上的特点是容易惊恐、紧张、焦虑不安。

典型的焦虑症患者，具有"不宁、不适、不安"的特征，会突然出现紧张、全身不适、精神紧张性不安。

抑郁症是一种大脑生物胺不足导致的精神功能全面低下和抑制性心理疾病。总的临床表现为心理活动阻抑，功能低下，迟缓不敏，体力、精力、脑力全面性下降。典型的抑郁症患者具有"懒、呆、变、忧、虑"的特征。

精神病又称精神分裂症，为严重的心理障碍，患者的认识、情感、意志、动作行为等心理活动均可出现持久且明显的异常。患者不能正常学习、工作；动作行为难以被常人理解；在病态心理的支配下，有自杀或攻击、伤害他人的动作行为。

精神病主要是一组以表现在行为、心理活动上的紊乱为主的神经系统疾病。目前，研究认为，其主要表现为由家庭、社会环境等外因和患者自身的生理遗传因素、神经生化因素等内在原因相互作用所导致的心理活动行为和神经系统功能

紊乱为主要特征的病症。

目前研究将病因归于基因遗传和环境伤害，如胎儿酒精症候群、创伤后压力心理障碍症，研究证实躁郁症和思觉失调症（精神分裂症）等心理疾病是会遗传的。

很多精神分裂症患者被证实其大脑有肿大的脑室和萎缩的灰质。有医学研究认为，精神患者的精神分裂症和抑郁症是出生前就有的疾病，是遗传基因发生了改变而引起的神经疾病。这是由先天多基因发生改变而引起的丘脑、大脑功能紊乱及病变而发生的感觉、记忆、思维、感情、行为等方面表现异常的疾病，所以药物只能治标不能根治，药物根治是绝对不可能的，因为疾病的主因是基因。

关于上述大脑功能紊乱与病变不能根治的论点与观点，笔者认为，只是对大脑神经与其修复原理的认识不足，没有找到合适和正确的方式方法，才会出现以上观点。医学逻辑思维并不认同上述神经疾病不可根治的观点，虽然大脑神经功能与病变及障碍较其他部位病变更难治愈，但这是因为血液不能直接通过血脑屏障直接修复大脑神经的损伤与病变。血脑屏障是人体的一个自我保护的系统和屏障，是为了保护人体大脑不被细菌、病毒等致病菌经血液轻易进入大脑，对大脑产生感染和破坏的一个天然屏障。因为有血脑屏障的存在，人类才不易患如病毒性脑炎或脑膜炎等严重和致命性疾病，但血脑屏障的存在又阻碍了血液循环直接到达大脑受损或病变部位，影响了大脑受损或病变部位的修复速度，但改善了血液质量与大脑的血液与营养供应后，血液与营养还是可以通过液体渗透的交流方式，通过血脑屏障和神经包膜来对大脑受损或病变部位进行修复的，只是这种修复的速度比血液直接修复皮肤、肌肉损伤和其他组织损伤要慢很多，所以绝大多数情况下，大脑功能紊乱、障碍或病变是不能通过用麻醉药物麻痹神经和控制症状后自我修复的，因此才有了现代医学认为对于大脑功能紊乱与病变只能治标，控制症状，而使用药物根治是绝对不可能的观点。

医学逻辑思维认为，治疗方向、方法不对，当然不能根治大脑功能紊乱和病变，就如去目的地的方向错了，只会离目的地越远，这也说明治疗的方向是最重要的，理论上明白且符合逻辑，就像有了 GPS 导航，不会搞不清方向和原理，能更好地理解各类慢性疾病的缘由，从而找到更好和更合适的治疗方法。

正确的治疗方向与方法应是改善大脑神经系统的供血、供氧和营养供应，改善睡眠质量，使大脑神经得到更多更好的休息和血液供应，以加速液体营养通过血脑屏障对大脑受损或病变部位进行自我修复，通过改善血液质量、增加大脑神经的血液和营养的供应来支持和修复大脑神经功能；而不是长期用麻醉剂类药物去麻痹大脑神经，使大脑神经功能逐步衰弱、萎缩，最终使大脑功能受到进一步的损害，导致病情加重加剧。

医学逻辑思维认为，焦虑症、抑郁症、ADHD、精神病

（精神分裂症）都是由大脑不同部位不同程度的受损导致的病变所引起的一系列大脑神经功能紊乱和障碍的症状，这些大脑功能紊乱与障碍的疾病都与遗传因素有很密切的关系，主要与遗传了较弱的大脑神经系统功能有关，多数患者都不是从出生开始就自始至终患有焦虑、抑郁和精神分裂的，他们的症状是随着环境变化和刺激而不断变化的，大多数患者都是遗传大脑神经功能较弱、长期睡眠质量不佳造成大脑神经衰弱和功能减退，在外界环境变化与压力的刺激下，大脑功能才出现紊乱、功能障碍，导致焦虑不安、抑郁，严重的会出现精神分裂。

每个人的个体差异可以很大，有些人记忆力特别好。例如，有些人数学逻辑思维很强，有些人语言天赋过人，有些人动手能力很强，有些人意志坚强，有些人思路清晰敏捷，有些人很敏感，有些人大脑功能较弱（连基本读写都有困难），等等。而这些较弱的大脑神经系统功能是可以在正确的治疗和积极的帮助下逐步改善的，其中，大多数患者都是可康复或治愈的。

医学逻辑思维认为，只要治疗方向、方法正确，有效改善大脑供血供氧，有效改善患者的睡眠质量；只要坚持治疗，焦虑症、抑郁症以及大多数精神病都是可以明显改善甚至康复的。

医学逻辑思维认为，上述疾病都是由大脑神经功能紊乱和障碍引起的，主因是大脑神经系统由于供血、供氧不足所造成的大脑皮层组织受损，导致患者睡眠质量不佳，大脑不能得到有效休息和自我修复，以致大脑功能紊乱和功能障碍引起的疾病。只是这些疾病由于年龄、环境因素、个体差异、大脑受损与功能障碍的程度不同，所造成每个人的感觉、表现与表述有所不同，根据这些不同程度的症状进行命名而已。如果这种大脑功能紊乱与障碍进一步恶化，大脑功能障碍再进一步加重，就会发展为精神失常。区别只是在于其大脑皮层受损程度与功能障碍程度不同而已，其严重程度、预后也与个人体质、血液质量和大脑受损后供血、供氧、营养供应及睡眠质量的改善效果密切相关。

医学逻辑思维认为，无论是否受遗传因素、环境因素、外伤、发高烧、压力太大等因素的影响，最终都是由于大脑受损、大脑耗氧与消耗营养增加和供血、供氧、供应营养不足，使大脑皮层组织发生器质性与功能性受损，导致大脑功能紊乱、障碍。所以，医学逻辑思维认为，对焦虑症、抑郁症、ADHD、精神病（包括精神分裂症）的治疗方向、原则和方法都是类似的，具体总结如下：

（1）通过物理治疗、自然疗法、药液按摩、直流电中药离子刺激改善大脑神经包膜的血液循环和供应，加快帮助神经康复。

（2）通过食疗改善睡眠质量，改善大脑供血、供氧和营养供应，这样才有助于大脑功能障碍的改善和康复。例如，每天吃鸡肝或鸭肝（约100克），也可食用适量猪脑或鸡蛋等富含胆碱和有益胆固醇的食物，以补充大脑所需同类型营养来帮助大脑康复。

(3) 服用安神定志和补血的中药，如安神定志丸、柏子养心丸、天王补心丹等，有助于患者改善睡眠质量和帮助大脑神经功能康复。详细可见本书第一章中的饮食疗法。

治疗时一定要改善消化系统器官的消化吸收功能，吸收更多营养供应改善骨髓的造血功能，生产出更多更高质量的血液，以利于更多血液循环供应更多营养和氧气给大脑，帮助修复大脑皮层的受损和病变部位，逐步改善患者大脑功能，这样才能有效地逐步改善焦虑症、抑郁症、ADHD、精神病（精神分裂症）等患者的大脑功能紊乱、障碍，使患者能不断改善、进步和逐步康复。

笔者在临床实践中以医学逻辑思维指导治疗了几百例焦虑症、抑郁症患者和2例较年轻的精神病（精神分裂症）患者。笔者根据患者个体体质，采用自然疗法、药液按摩促进血液循环流通至肩颈部、头部，使血液循环更通畅地供应给大脑，有效地改善了睡眠质量和睡眠效果，所以疗效是很明显的。

虽然不同患者有个体差异，改善与恢复程度会有所不同，但只要改善了消化吸收状况，加服适量安神定志的中药，根据笔者的经验，患者病情改善的有效率达98%以上。大部分患者2～4周就感觉睡眠质量和症状有所改善；坚持2～3个疗程则有十分明显的改善。若不是太严重的病例或患者较年轻（50岁以下）的病例则有很大机会可完全康复。

第八章 脑卒中（中风）的分析与探讨

第八章 脑卒中（中风）的分析与探讨

脑卒中（stroke）也称为脑血管意外（cerebrovascular accident），俗称中风，是指脑部缺血造成的脑细胞死亡。

中风分为两种类型：一种是脑血管阻塞所造成的缺血性脑中风（brain ischemia）；另一种是由出血所造成的出血性脑中风（intracranial hemorrhagic stroke）。不论是缺血性或是出血性脑中风都会造成脑功能障碍或异常。常见的中风症状包括无法移动单侧肢体或一侧身体没有感觉、无法理解别人说话、不能说话（expressive aphasia）、眩晕、脑卒中一侧视野不清或失明等。

中风症状通常在发生脑卒中后很快就会出现，如果症状在24小时内消失，有时会称为暂时性脑缺血（transient ischaemic attack，TIA），俗称小中风。出血性中风患者多因颅内压突然增高而伴随突发性严重头痛，中风症状可能会成为永久性后遗症，也可能有尿失禁等长期后遗症。

世界卫生组织（WHO）在20世纪70年代给出中风的传统定义：24小时以上脑神经功能缺损，或在24小时内死亡。

脑中风的类型包括：

（1）脑梗死。因血管或身体其他部位血液内的杂质或血块被血流冲落形成栓子，导致脑组织坏死和功能失调，常见有脑血栓症和脑栓塞症。

（2）脑出血。因脑血管破裂，血液流入脑组织形成血块压迫脑组织，常见有脑组织内出血和蜘蛛膜下出血。

（3）暂时性脑缺血发作：因暂时脑部缺血引起中风症状，一般在 24 小时内可完全恢复，不会留下任何后遗症。

现代医学将中风的肇因归于脑部缺血和颅内出血，将导致中风的危险因子（risk factor）归纳为高血压、吸烟、肥胖、高胆固醇血症、糖尿病、短暂性脑缺血中风史、心房颤动等。

医学逻辑思维认为，造成脑缺血和颅内出血的直接原因才是中风的直接原因，而上述高血压、吸烟、肥胖等都只是增加了发生中风的概率，而不是必然因素，因为部分长寿老人也会吸烟和患有高血压，但并未发生中风。所以，医学逻辑思维认为，脑中风与遗传因素有密切关系，而以上危险因素只是患者身体健康状况变差过程中出现的一种状态和疾病的命名，而最终导致中风的原因是脑血管老化，血管质量变差，血液质量不佳导致的血管破裂、堵塞及颅内出血。

医学逻辑思维认为，造成脑缺血和颅内出血（中风）的直接病因是脑血管堵塞、血栓、心衰等造成了脑缺血，脑血管破裂、红细胞与血小板的质量不佳导致颅内出血。

医学逻辑思维分析探讨冠心病时也曾提到，血管随着年龄老化是原因之一，但也有百岁以上老人的血管并未破裂。所以，血管和血液（包括红细胞和血小板）的质量、心脏与血液循环的功能好坏才是最直接的决定因素。血管质量的好坏除了与先天遗传因素有关外，与血供、血液质量和营养供给有直接关系。血液的质量取决于骨髓的质量、营养的供给和利用，好的营养供给骨髓才能生产出好的红细胞、血小板、白细胞等。

营养的质量除了与饮食健康和营养有关外，更为关键的是饮食习惯和改善消化系统器官的功能（详见本书第一章），否则，再好的营养和高质量的食物也会变成消化不良的毒素和垃圾，如氨基酸会变为非蛋白氮（non protein nitrogen）和半代谢产物（废物）同型半胱氨酸（homocysteine）。患者非但不能有效吸收利用这些氨基酸，反而这些毒素、废物和垃圾会给患者的肝肾造成过重负担和伤害，也可能引起食物过敏反应等症状。

有研究统计分析显示，血液中同型半胱氨酸的含量增高，患冠心病与脑中风的概率也大大增加，因同型半胱氨酸增多说明身体不能有效吸收利用氨基酸及其他营养物质，来支持骨髓生产出高质量的血液（红细胞、白细胞、血小板、免疫抗体等），参与修复和改善血管质量及有效地预防血栓形成、血管堵塞、血管破裂及颅内出血。同时，这种同型半胱氨酸也是身体代谢过程的毒素和垃圾产物，其不但加重了患者的肝肾负担，而且会使血管内皮细胞受损及抑制血管壁修复，使血小板附着在受损未愈的血管壁创口上，诱导血栓形成。

为什么脑血管会堵塞？

笔者在第一章曾举例讲述，血管硬化变窄堵塞的主要原因除了坏胆固醇（低密度胆固醇）和甘油三酯外，血液质量、血液循环的流量与流速也会直接影响血管内胆固醇及甘油三酯的分解程度和沉积量，从而导致血管壁硬化、血管变窄和堵塞。

血块、血栓是怎样形成的呢？

血栓的形成是红细胞的质量不佳而身体代偿性增生更多红细胞，大量受损红细胞不能被及时清除，就容易堆积而形成血块、血栓；血管壁质量不佳易受损，血液中有毒垃圾（低密度胆固醇、同型半胱氨酸等）增多、堆积，使受损血管壁修复延缓，血管壁的损伤处会附着更多物质也很易形成血块、血栓。

医学逻辑思维认为，对脑血管意外的治疗除了用少剂量阿司匹林、华法林等稀释血液、微创手术插入导管清除血栓、手术止血去除血肿等必要治疗外，也应从改善体质着手，改善患者的睡眠质量、大脑神经功能，改善消化吸收功能，使身体能更有效地吸收和利用更多高质量的营养，支持骨髓造出更高质量的血液和免疫抗体，才能有效地促进脑血管意外的恢复和有效地预防脑血管意外的发生。

目前统计数据显示，中风的发病率男性大于女性；男性大于45岁，女性大于55岁，家族中有心肌梗死或猝死者，中风概率会增高。但并未解释为什么男性中风发病年龄早于女性和男性中风的发病率高于女性。

医学逻辑思维分析认为，男性中风发病率高于女性的原因如下：

（1）可能与男性骨髓代偿能力比女性更强有关。当身体体质减弱和没有足够高质量的红细胞供给身体所需时，大脑中枢会发指令让骨髓代偿性生产更多弱质红细胞，这会造成血液中的红细胞过多，血液较浓稠，容易形成血块、血栓。

（2）女性在发育和雌激素的综合作用下，肌肉、血管（壁）都较男性柔软，血管紧张度也相对较男性为低，因此，女性发生血管硬化的概率与破裂程度相对男性为低，故女性高血压患者与脑中风发病者的年龄也比男性大，而发病率则较男性为低。

目前，现代医学提倡用阿司匹林和降血脂药物来预防心脑血管意外，用阿司匹林来稀释患者血液以治疗缺血性中风。笔者尝试用医学逻辑思维去分析探讨，与大家分享一下个人见解和观点。

举个例子说明一下，红细胞的作用就如人体内的运输船舶（或车辆）一样，给身体运送氧气、能量及所需营养（包括糖、各种维生素、矿物质微量元素），同时将身体的代谢废物和积液运送到肾脏过滤排出，少部分代谢废物和积液会经皮肤的汗腺分泌排出体外。当血细胞质量不佳，而身体缺氧、缺能量和营养时，生命中枢（调度中心）就会发出指令让体内腺体分泌更多的激素，促使血液循环加速运输这些氧、营养、能量到身体各器官。由于患者体质虚弱、腺体代偿功能不佳，未能分泌足够高质量的激素以维持足够的血液循环运

常见慢性病的心结与新解：医学逻辑思维

输供应身体所需，这时生命中枢就会发指令给骨髓，命令骨髓生产更多的红细胞，而骨髓（工厂设备）较弱（骨髓密度低），营养供给不足，导致生产出来的红细胞质量不佳和运输能力较低，而过量的弱质红细胞就像过多运载能力不佳的船只行驶在河道里，造成堵塞河道的风险，而且体内的组织液也会通过血管壁半透膜渗入血管内，使血压相应增高。适量的阿司匹林能有效地抑制这些弱质血细胞聚集形成血栓，也能稀释浓稠的血液，起到暂时防止血栓形成与预防、改善血液浓度的作用。

医学逻辑思维分析认为，阿司匹林虽有效预防血栓、稀释了血液，但其化学成分加重了胃肠负担，对消化系统器官和胃肠有副作用，如长期服用会引起慢性胃肠炎，导致很多严重哮喘和血液质量严重不佳的患者发生过敏，严重者可引起呼吸困难和肺、脑水肿，甚至死亡。

医学逻辑思维虽不反对使用阿司匹林，但认为，可在控制患者病情的同时，改善其消化吸收功能，更有效地吸收利用更多营养支持骨髓生产出更高质量的红细胞、白细胞及免疫抗体，这样体质就会更好，红细胞质量改善后会更好地预防血栓形成，身体也不用再代偿性增生使血液变浓稠，从而更有效地预防心、脑血管意外。

脑血管意外的治疗，除了及时做开颅手术清除颅内血肿和止血外，因为有血脑屏障的阻碍，很多药物和血液都不能直接通过血脑屏障和神经包膜到达大脑神经细胞，所以除了等待患者通过自愈能力去修复大脑损伤外，临床上也没有很好的治疗方法和药物，针灸或物理治疗都只有轻微的神经刺激作用，效果差强人意。

笔者在临床上见过一些较严重的病例，是脑血管意外术后长期昏迷不醒、医院已放弃治疗的患者，通过服用中药安宫牛黄丸后患者奇迹般苏醒，继续服用安宫牛黄丸一段时间后，很多患者都有逐渐康复的表现。

有些脑血管意外患者，在发生中风早期就出现失语、一侧手脚无力、轻度偏瘫，若能马上服食一粒安宫牛黄丸，第二天大部分症状就会消失，恢复正常。这说明中成药安宫牛黄丸具有"打通"血脑屏障，加速大脑受损和大脑功能障碍的修复作用，如能结合改善血液质量和促进大脑血供及营养供应，高胆碱饮食等辅助治疗，效果就更理想了。

由于笔者对安宫牛黄丸的作用原理的了解也很有限，只知道其对中风有意想不到的奇效，以医学逻辑思维推理其能穿透血脑屏障，对大脑损伤、病变和功能损伤与障碍有明显的修复作用。笔者也十分希望有机会用安宫牛黄丸来帮助患者打通血脑屏障，再结合医学逻辑思维的指导以改善血液质量、促进血液循环供血、供营养、来加速治疗治愈更多的脑血管意外、有大脑神经功能紊乱和障碍的精神病患者。

第九章 慢性疲劳症候群的学术分析与探讨

第九章 慢性疲劳症候群的学术分析与探讨

慢性疲劳症候群,也称为慢性疲劳综合征(chronic fatigue syndrome,CFS),是身体出现慢性疲劳症状的病症,具体定义是长期(连续 6 个月以上)原因不明的高度疲劳感觉或身体不适。其症状包括发烧、喉咙痛、淋巴结肿大、极度疲劳、失去食欲、复发性上呼吸道感染、小肠不适、黄疸、焦虑、抑郁、烦躁和情绪不稳、睡眠中断、对光热敏感、暂时失去记忆力、无法集中注意力、头痛、痉挛、肌肉与关节痛等。这些症状与感冒及其他病毒感染相似,因此容易发生误诊。

目前,医学界认为,慢性疲劳症候群可能是由病毒感染、免疫系统问题、神经系统问题、精神疾病等多重因子造成,病理学成因不明。

慢性疲劳症候群到目前为止仍无任何化验手段可作为诊断依据,传统中医学中把有关病症归类为"虚劳"。

而西医学对 CFS 的诊断是根据美国疾病控制与预防中心给出的定义,确诊须全部符合下列两点:

(1)超过 6 个月以上的持续或反复出现无法解释的严重疲劳,而且疲劳并非因过度劳动所致。病情无法通过休息得到改善,并导致活动水平明显下降。

(2)有不少于下述情况中的 4 项症状(必须在有疲劳症状期间同时发生)。

A. 记忆力或注意力缺损。

B. 劳动后极度疲惫。

C. 睡眠仍无法改善疲劳。

D. 肌肉酸痛。

E. 非发炎性的多发关节痛。

F. 与以往不同形态或更严重程度的头痛。

G. 重复发生的喉咙痛。

H. 颈部或腋下淋巴结肿痛。

治疗：因为确切病因未明，药物治疗的效果有限。医生对 CFS 患者的最佳建议是尽量休息以及减小压力。目前，西医对 CFS 的治疗只是治标不治本，被动地等待患者的自愈功能来帮助身体康复。但因 CFS 患者体质虚弱，其自愈能力较差，很多患者都陷入了恶性循环的困境。

医学逻辑思维 CFS 采用直接、简单的结论理解 CFS，而且也能合理解释其不同症状。从逻辑来看，易疲劳就是没有足够的能量供应人体，人易累，直接原因就是患者身体的消化系统器官不能将食物转化为能量，同时患者全身腺体分泌的激素水平和新陈代谢也下降了，使其血液循环不能及时将能量运送给身体所需，导致易疲劳。如果疲劳状况持续得不到改善并超过了 6 个月，其一系列症状就被称为慢性疲劳症候群。

因为 CFS 的病因是患者的体质变得虚弱，其消化系统器官功能紊乱、下降，导致患者不能从食物里消化吸收足够的营养、不能有效地将食物转化为能量，同时不能有效地吸收利用其营养支持骨髓生产出高质量的红细胞、白细胞、淋巴细胞等。

患者骨髓不能生产出足够高质量的红细胞和血液循环运送氧气、能量供给身体，患者就会疲劳，活动能力下降，稍劳动后就极为疲惫。因血液循环及红细胞质量不佳，不能有效及时地将积液运送到肾脏过滤排出和从皮肤排出，引起肌肉组织与关节中积液与乳酸增加，造成组织内充血水肿，压迫刺激了感觉神经，导致肌肉酸痛、非炎症性多关节痛。

没有足够的血液循环供血、供氧和营养供给大脑，就会造成大脑充血水肿，压迫了大脑神经引起不同类型的头痛，同时也会导致患者记忆力和注意力减退，严重的可导致大脑功能紊乱、障碍，导致患者睡眠质量和睡眠效果不佳，使患者睡眠后仍无法改善疲倦，发生恶性循环。

由于没有足够的营养供给支持骨髓去生产高质量的红细胞、白细胞、淋巴细胞和免疫抗体，使患者抗体质量低下，不能有效抵御病菌、病毒入侵，患者免疫力下降，易患慢性支气管炎、咽喉炎，反复出现喉咙痛，发生颈部及腋下淋巴结肿大、肿痛。

发生病毒和细菌感染与患者体质虚弱和免疫力下降有关，当患者增强了体质和免疫力，常能不治而愈，正如中医所说"正气存内，邪不可干"。

以上病因与发病机理都直接合理地解释了 CFS 的主要直接病因与引起症状及并发症的原因。如果 CFS 的直接病因没有足够的认识，就没有正确的治疗方向和方法。

笔者在医学逻辑思维的指导下根据患者的个体差异，在临床上治疗了很多 CFS 病例，治疗效果都是立竿见影和十分明显的。临床所见年龄从 16 岁至 50 多岁不等，很多患者因患 CFS 被迫放弃上大学或放弃了很好的工作。

医学逻辑思维采取的治疗方法是先从改善消化吸收功能与大脑的睡眠质量着手，当消化吸收功能改善后，就可补血强心，同时配合饮食疗法，以补钙、铁、镁等多种矿物质和微量元素为主，结合适量的运动，多晒太阳，增加维生素 D 的吸收利用，不断改善骨髓的造血功能，就能有效改善 CFS，最终治愈 CFS。

第十章 肥胖与减肥和戒烟之间关系的分析与探讨

第十章 肥胖与减肥和戒烟之间关系的分析与探讨

肥胖是指人体脂肪累积过多而对健康造成负面影响的身体状态，可能导致各种健康问题和寿命缩短。肥胖会增加心脑血管疾病、Ⅱ型糖尿病、睡眠呼吸中止症、退化性关节炎等疾病的发生概率并引发一系列的健康问题。

肥胖的衡量标准常使用身体质量指数（body mass index，BMI）来衡量，即以体重（千克）除以身高（米）的平方，它可以直接反映全身性超重和肥胖的重要指标。

大部分肥胖症都是由患者的内分泌代谢失调、紊乱引起的，除了遗传因素，大多数学者认为，过多的能量摄入、久坐、缺乏运动是导致肥胖症的主要原因。

医学逻辑思维同意以上观点，并对肥胖症做进一步的分析与探讨。简单来说，肥胖症虽与遗传基因有密切关系，但肥胖的产生离不开能量守恒定律，"入多于出"就会将多余的能量转化为脂肪储存于体内，造成肥胖；反之"出多于入"就能减肥。要达到"出多于入"，只有做到减少食量，有规律地坚持运动，达到减肥的目的。

医学逻辑思维认为，肥胖者大部分都患有消化功能障碍、内分泌失调和新陈代谢紊乱等健康问题，如果不把内分泌失调和紊乱导致的新陈代谢水平下降改善或治愈，患者就会因新陈代谢减慢没有足够的血流量供给人体大脑，导致大脑缺氧缺糖和营养供应不足而很难坚持节食或减少食量，也会由于易于疲劳而无法坚持运动与锻炼身体，如果强迫自己做剧烈的锻炼来减肥，则很容易受伤而被迫停止锻炼，会减肥失败或不易成功，肥胖症不易彻底治愈。

为什么有些人想节食减肥，却发现很难成功？以医学逻辑思维分析节食减肥不成功有以下三个原因：

（1）一部分人习惯了大量进食，自律性不足；有部分人从小养成了不浪费食物的习惯，进食过量食物，多余的能量就容易转化成脂肪贮存在体内，如新陈代谢较低就很容易发生肥胖。

（2）大多数肥胖者都有不同程度的消化功能不佳，不能及时有效地将食物转化成能量和身体所需的糖运送供应给大脑，大脑缺氧、缺糖，就不断发出指令让患者进食，如患者不进食就会头晕、烦躁、易怒，故患者常会不断进食来给大脑补充糖分，而相当一部分的食物未能被转化为身体所需的能量和能利用的糖，反而转变成脂肪堆积在体内，使人变胖。

（3）大多数肥胖者都有不同程度的内分泌紊乱、失调，不能有效分泌出正常水平的激素去维持自身正常的新陈代谢，使患者没有足够的血液循环供应足够的营养和能量给身体和大脑，使患者易饿、易累。新陈代谢下降导致不能有效将体内脂肪转化为能量和营养为身体所利用，而进食的食物则转化为脂肪贮存于体内，使人变胖。

为什么很多人想通过运动减肥而不成功呢？首先这和每个人的性格有关，有些人意志较坚强，能吃苦耐劳、自律坚持，不达减肥目的不罢休；而有些人则意志力较弱，不愿意或不能吃苦坚持运动与锻炼，较易放弃。但除了与个人性格、意志力有关外，最大的原因还是与自身体质、系统器官的健康状况密切相关。如消化功能低下不能有效将大部分食物转化为能量和身体所需营养，同时没有足够高质量的营养供给骨髓造血，使患者血液质量与血液循环不佳，不能供应患者身体所需营养，同时不能供应足够能量给患者，使患者没有体力坚持运动，导致运动减肥失败。此外，很多肥胖患者内分泌失调，新陈代谢水平下降，容易疲倦，没有足够的体能坚持运动，也会导致运动减肥失败。

改善饮食习惯与干预方法：

（1）坚持不感饥饿时不进食，即使饿了需要进食也要以易被消化吸收的食物为主。

（2）尽量不吃或少吃面包、面条、饺子等含碳水化合物的食物，晚餐或正餐进食后坚决不吃甜食，因身体消化系统器官已疲于消化吸收正餐的食品，再吃甜品则不易被消化转化成能量，而易变成脂肪贮存体内。

（3）进食时尽量咀嚼食物20次以上以咬烂食物帮助消化，每次只吃五分饱，减轻胃肠负担，实在饿了再吃些鸡蛋、鸡肉等蛋白质含量高的食物，尽量不吃碳水化合物和油脂含量高的食物。

（4）只在运动出汗、剧烈运动、低血糖时才适量补充含碳水化合物高的食物，平时要严格戒除甜品。因为甜品热量高易转化为脂肪贮存体内造成肥胖。

（5）改善消化吸收功能的同时服用强心补血的中药、中成药，如知柏地黄丸、杞菊地黄丸、当归片、十全大补丸、巴戟阴阳丸等，都可有效地起到强心补血、促进新陈代谢的减肥作用。因改善了血液循环后，腺体能更好地生产出高质量的激素来促进新陈代谢，这才是减肥的长久之计和正确之法。

（6）培养良好的运动习惯，积极参加群体类运动如篮球、足球、羽毛球、跳舞、水球等，或选择自己喜爱又能坚持的运动，这样就能健康减肥。

减肥对身体健康有很大好处，除了能减轻心血管系统的负担、延长寿命、保持好的生活质量外，最近有科学研究表明，减轻体重的15%，能使早期Ⅱ型糖尿病（非胰岛素依赖型）完全康复，不药而愈。医学逻辑思维可以从理论上解释这个结论是正确的，因为糖尿病的主要原因是身体消化器官功能紊乱与减退，不能有效及时地分解糖原并转化为能量，才会导致血糖升高，而减肥的主要过程就是提高自身的新陈代谢和身体能量消耗，将体内的脂肪转化为糖原再转化为能量。减肥过程就是消耗体内的脂肪和糖原，逆转了糖尿病发生、发展的方向和过程（反方向的改善），所以减肥的结果就是改善和提高身体消化器官的功能和整个身体器官的健康水平，所以早期Ⅱ型糖尿病就被治愈了。

医学逻辑思维的观点认为，使身体更健康的减肥，能提高身体新陈代谢和有效利用更多营养。当减下体重的15%～20%后，不但早期Ⅱ型糖尿病可被治愈，其他类型的糖尿病也会有不同程度的改善。因为减肥的过程有效地扭转了糖尿病的发生趋势，并能不同程度地改善和减少各型糖尿病患者的并发症，使预后更理想。

医学逻辑思维认为，血糖升高只是糖尿病发生、发展过程的副产物，而糖尿病的不良预后主要是身体不能有效吸收和利用各种各样的营养，造成糖尿病患者的骨髓没有足够的营养来生产高质量的红细胞，导致血液质量下降，血管由于不能获取足够的营养而质量变差。这就导致了伤口不易愈合，眼底毛细血管的破损、破坏，最后致盲。

很多人认为，吸烟有助于减肥。虽然不是每个肥胖的人吸烟都能减肥，但很多上了烟瘾和尝试戒烟者可能会发现吸烟有助于减肥，这是由于吸烟能暂时麻痹和放松大脑神经，从而暂时减少对营养的消耗和需求，这样大脑就不会不停地发出让患者进食的指令，患者就不需过多过量地进食，从而达到减肥的目的。

而很多人戒烟时发现，如果没有及时调理改善神经系统和睡眠质量，就会想不断进食碳水化合物或含糖分高的食物，以供应大脑所需，如不及时进食，有烟瘾的人就会焦虑不安、烦躁、易怒，还会思维混乱、注意力不集中，但身体又不能及时将大部分食物转化为能量供应给大脑，所以造成戒烟后以大量进食代替吸烟，很容易增加体重变得肥胖。

吸烟危害健康，这是目前医学界与社会的共识，以吸烟麻痹大脑神经来减少饥饿感，从而达到减肥的目的，这是错误的，吸烟会伤害肺部引起肺气肿，有些病例显示还会导致肺癌。所以，正确的方法是改善患者睡眠质量和大脑神经功能，改善消化吸收功能以获取更多营养来支持骨髓生产更高质量的血液，达到改善血液循环以帮助内分泌腺体分泌更多更高质量的激素，提高新陈代谢水平，就可以帮助戒烟的同时健康减肥，是维持健康体质的最佳选择。

笔者在临床上治疗过上百例类似的减肥和戒烟的病例，效果都十分明显。根据笔者的经验，不是所有患者都有信心坚持治疗。

如果能抓住每个阶段的症状改善来鼓励患者，及时解答患者的疑惑或疑问，纠正患者可能出现的错误认识与饮食，则可使患者更有信心坚持治疗，成功率就会大增。

笔者常告诉患者，减肥的关键是"出多于入"，"出"就是将体内脂肪转化成糖原，再转变成能量的一个过程。患者除了必须自律，坚持高蛋白、低碳水化合物饮食外，更要多参加运动和坚持运动。

患者的信心与坚持是减肥和戒烟成功的关键，所以医生的鼓励和解释也是患者是否有信心和能否坚持的关键，即使明白了整个过程，成败往往在细节上，医者父母心，万万不可大意或以高傲的态度对待患者，笔者以此与其他医务工作者共勉。

第十一章 吸烟、戒烟、戒毒的探讨与分析

吸烟危害健康，这几乎已成为现代社会的共识，大多数西方国家已严禁在室内和公共场所吸烟，包括汽车内有儿童乘坐时也严禁吸烟。因为吸入的烟雾对肺泡（肺细胞）有破坏作用，长期吸烟或吸入二手烟都有很大概率造成慢性肺病和肺气肿，并可致肺癌发病率大增，同时更容易患上咽喉癌和口腔癌等疾病，而且吸烟者的死亡率比非吸烟者更高。

我常常给不想戒烟的人举例解释，吸烟是直接将燃烧加热的烟雾吸入支气管及肺部，容易对肺细胞造成伤害和破坏，虽然身体对损伤的肺细胞有自我修复的功能，但长期反复地吸烟刺激伤害肺细胞，会造成肺细胞慢性劳损、炎症、钙化、纤维化，如患者免疫功能紊乱或低下，肺细胞反复增生就很易转变为慢性肺炎、肺气肿甚至肺癌。

临床上常见吸烟多年引起肺气肿患者，他们有些只有四五十岁。患上肺气肿是十分痛苦的，患者不能平卧睡觉，一平躺就呼吸困难来喘不过气，很多时候还伴有肺部疼痛。

吸入香烟燃烧散发出的含有尼古丁烟雾的同时，也会吸入大量燃烧产生的二氧化碳，大量二氧化碳进入肺部再随气体交换进入血液内，因人体不需要也不能有效利用这些二氧化碳，二氧化碳就会变成有害物质，使人体血液内含氧量相对减少，二氧化碳还可相对加重肝的解毒与肾脏排毒功能的负担，部分二氧化碳还会经血液到达皮肤汗腺，从汗腺中排出，使皮肤易于干燥、老化变皱。

为什么这么多人明知道吸烟危害健康仍然坚持吸烟，不肯戒烟呢？医学逻辑思维认为，原因是多方面的，现综合分析探讨一下这方面的原因，以供大家参考。

（1）主要原因在于多数有了烟瘾的人较难戒烟，有烟瘾的吸烟者自身大脑神经系统功能不佳、紊乱或功能较弱，吸烟能临时麻痹他们的神经，暂时性放松紧张情绪，使他们的大脑功能相对运转较好，思维思路相对较清晰，所以使他们对吸烟有依赖性。

当这类对吸烟麻痹大脑神经有依赖作用的吸烟者未能有效修复大脑神经功能时就戒烟，会使他们出现烦躁不安、焦虑、紧张和大脑思维能力下降，暂时性记忆力减退。

为了放松紧张情绪和维持大脑有清晰思维，他们就会选择吸烟而难以戒烟，不少人反复戒了多次还是不成功，就是由于没有修复大脑神经功能导致依赖性烟瘾。

（2）为减肥而不放弃吸烟。不是每个人吸烟都能减肥，如果患者自身的血液质量与血液循环不佳，新陈代谢较低下，那么吸烟对他减肥的作用也会较少，只能麻痹大脑神经，减轻食欲。吸烟减肥的原理在于吸烟能暂时性麻痹和放松吸烟者的大脑神经，大脑神经松弛后耗糖、耗氧都会相对减少，使其饥饿感和食欲减低。所以，吸烟者吸烟后不会常有饥饿感，这样就不易增加体重导致肥胖。

客观公正地说，最好的选择和方法是首先修复、改善大脑神经功能，减低吸烟者对香烟的依赖程度，再进行渐进式戒烟，这样就可避免戒烟后体重增加变肥胖。

（3）很多年轻人和小部分人对吸烟危害健康的认识不足，认为吸烟是一种有个性的表现。殊不知吸烟不但对自己身体有害，对身边被迫吸二手烟的亲人、朋友的健康也是一种直接的伤害和不负责任的行为，让别人被迫吸二手烟也是一种不尊重他人和伤害他人的损人不利己的行为，希望能引起吸烟者的自律和戒烟的决心。

（4）有些人看到个别人吸烟也很长寿，就错误地认为，吸烟并不会危害健康。这是因为个体差异，有些人有家族遗传长寿的基因，即使吸烟使肺细胞受损相对减短了寿命但由于遗传基因较好，身体其他各系统器官较健康，所以也相对其他健康不佳的人长寿，如能改善其神经系统功能，使其身体不需吸烟，则可有更高质量的生活和更长寿。

怎样才能更好地戒烟和减低可能导致肥胖的副作用呢？医学逻辑思维认为，吸烟者如果没有大脑神经功能减弱或紊乱的状况和症状，对烟瘾的依赖性是较低的，只要下决心戒烟，成功率是十分高的。如果仍然不能戒烟成功，很大程度上是吸烟者主观上不愿意或没有下决心去戒烟的原因。

因此，如何分辨吸烟者是否有大脑神经功能衰弱及对吸烟的依赖程度呢？

大家都知道，吸烟者戒烟有难有易，各人都不尽相同，特别是有较大烟瘾的人，戒烟从来就不是容易的事。如果吸烟者没有大脑神经功能衰弱或紊乱的症状，对吸烟的依赖性相对就较少，就会更容易戒烟，相反就更难戒烟成功了。

如果有大脑神经衰弱，就会出现注意力不能集中，容易紧张、烦躁易怒、焦虑，考虑问题的思维、思路不清晰等症状，严重者甚至在烟瘾发作时口不由心、脾气暴躁，必须经过改善神经功能的治疗才容易成功戒烟。

通常经过 2～3 次以上自然疗法刺激促进血液循环供应大脑神经及脊椎处神经和服用安神定志的中成药治疗后，大部分患者都会有明显或不同程度的睡眠质量改善。

通过观察吸烟者的眼神和眼袋印记深浅就可大致分辨出睡眠质量是否有改善，如果患者睡眠质量还没有改善，就要了解患者的睡眠环境或作息时间，以做出调整和配合。睡眠质量改善和保证有充足睡眠后，患者的精神状态就会有所改善，如注意力更集中、记忆力提高、精力更充沛、思维更清晰和敏捷，这些都是大脑神经功能得到了有效改善的证据。

怎样判断吸烟者真的下了决心去戒烟呢？

如果吸烟者每天吸 20～30 支烟甚至更多，是很容易减少至 10～15 支。方法是想吸烟时，先到室外进行深呼吸或快步走，尽量增加吸氧量供应大脑，甚至想象出现了紧急或危险状况，使身体呈应激状态，增加激素分泌和加速血液循环上脑供应大脑神经，这样就可能暂时不想吸烟，这样反复尝试，就能开始有效地减少吸烟的数量。

如果烟瘾还是很大，就每次只吸 1/3 或 1/2 支烟，然后用小剪刀剪断香烟，留作下次深呼吸跳跃或快步走深呼吸仍不能缓解吸烟的想法时，再去吸剩余的烟，这就很容易达到减少吸烟的目的。而且，从另一个侧面证明了吸烟者是真的下决心去戒烟并已采取了行动。

怎样才能知道治疗有效或已经达到使吸烟者容易戒烟的状况呢？

大家可能都听过吸烟者常说的俗语"饭后一支烟，赛过活神仙"，这是因为进食或饮酒后血液循环更多地流向消化系统去帮助消化吸收食物或流向肝脏帮助解酒，这时流向大脑的血液循环相对较少，容易导致有烟瘾或大脑神经功能不太好的人出现大脑缺血，易紧张和焦虑，这时吸上一支烟，能麻痹、松弛紧张、焦虑的大脑，所以有"饭后一支烟，赛过活神仙"之说。如果吸烟者饭后因感兴趣之事而忘记了吸烟，就说明他的大脑神经衰弱已经得到了改善，对吸烟的依赖程度也大幅下降，剩下的只是吸烟的习惯，只要下定决心就能戒烟成功。

关于戒毒的问题，其实戒毒与戒烟的原理是完全相同的。只要有效改善、修复大脑神经功能（衰弱），就能帮助有毒瘾的患者有效地戒除毒瘾。只是毒品对人的大脑神经的麻痹能力和伤害更大，所以，对毒品上瘾的人对毒品（麻醉品）的依赖性比对烟上瘾的人对烟（尼古丁）的依赖性更大和更严重，因此，相对来说，多数人戒毒比戒烟更困难。

第十二章　对肿瘤、癌症的分析、理解与探讨

第十二章 对肿瘤、癌症的分析、理解与探讨

良性肿瘤（tumor）和恶性肿瘤（cancer, carcinoma or malignant tumor）指的都是细胞的不正常增生和细胞核早期分裂。有些细胞增生相对较温和，有完整的包膜，不会侵犯身体其他部位，称为良性肿瘤。而恶性肿瘤又称为癌症，癌细胞增生除了分裂失控、比良性肿瘤细胞分裂得更快外，还会局部侵入周围的正常组织，甚至经由体内循环系统或淋巴系统转移到身体其他部位。

目前，医学界对癌症的确切病因并无统一的认识，普遍将癌症的根源归咎于DNA突变的累积。其中，又分为外源性因素（外部环境因素）和内源性因素（如遗传、免疫、内分泌因素）等引起的DNA突变导致的细胞核异常分裂增生。

为何有些人的DNA会发生突变导致细胞核分裂加速而患癌症？而另一部分人的DNA又不会突变或患癌症呢？

下面，笔者就用医学逻辑思维来分析癌症的病因和解释为什么细胞会发生不受控制的增生而突变成癌细胞，这虽然只是笔者的个人观点与见解，但却是经过30多年治疗近百例癌症患者的反复实践和理论总结出来的合理解释和有效的疗法，十分值得对癌症的发生发展有兴趣的患者及专家去了解、分析和参考。

现代医学目前对肿瘤或癌症的最终诊断都是以肿瘤组织细胞的病理学活检结果为准，即在显微镜下观察肿瘤取样的切片后的细胞核分裂的状况与分化程度，细胞核越早期分裂和分裂的速度越快，肿瘤细胞的恶性程度越高。

医学逻辑思维对癌症的发生、发展有不同认识，从理论上说，任何原因造成人体组织细胞功能减退和出现功能紊乱或受到过度的外部刺激时，身体组织细胞就会发生不同程度的代偿性增生，这都可能导致肿瘤或癌症。

即人体组织器官细胞中的细胞核的 DNA 突变和细胞核早期分化增生，就会发展成为肿瘤细胞或癌症细胞，如果同时患者的免疫系统功能低下、紊乱或障碍，就不能及时识别 DNA 基因突变的癌细胞并清除这些与患者自身正常细胞不同的肿瘤细胞及癌细胞，而这些没有被及时清除和得不到有效控制的癌细胞的细胞核就会因人体器官的功能衰退而不断代偿性增生，产生癌症。

这些早期分化和代偿性增生的功能不全的细胞就是癌细胞，这些癌细胞可通过入侵与转移至身体其他部位，体内不断增生的癌细胞会夺去身体的大部分营养，使其他正常组织及其细胞因缺乏营养而衰竭和逐渐死亡。临床上见到的癌症患者到了晚期身体都会变得越来越虚弱，最终全身机能衰竭而亡。

为什么癌细胞核会早期分化不断增生？为什么细胞中 DNA 会突变、细胞核分裂会增快呢？

笔者认为，癌症的发生、发展并非受单一因素的影响造成的，而是在多种外因和内因的综合因素影响下，在人的身体从健康走向不健康、衰老、死亡这一过程中出现的机能紊乱、障碍与功能不全的状况下，人体做出的代偿性增生而出现的产物，人体的细胞核分裂增生是身体机能减退时的一种代偿性增生反应。

这种细胞代偿性增生可发生在各个不同的年龄段，只要人体器官或细胞组织得不到大脑中枢神经系统有效的管理和控制和足够的营养供应、支持，人体器官或细胞组织就很容易会出现功能下降、功能紊乱、障碍或功能不全，这时人体生命中枢都会发出求救信号和指令，要求人体器官或细胞组织代偿性增生来弥补其功能不足，当代偿性增生的同时患者身体免疫力下降，不能有效控制细胞核分裂增生，及时识别、清除这些基因突变的癌细胞，会造成代偿性增生失控变成恶性增生，就形成了癌症。

老年人身体器官细胞功能减退比年轻人更多更明显，因此，老年人患癌症的概率明显比年轻人高很多。青少年或青年的癌症发病率虽较老年人明显低很多，但其癌症多发生在与生长发育相对较为密切的骨髓、血液的白细胞及内分泌腺体中，罹患肉瘤、白血病、甲状腺癌、脑垂体腺癌、淋巴瘤、卵巢癌、乳腺癌等。青年和少年较老年人的生机更旺盛，细胞再生、分裂、增生速度和能力更强更快，因而多数情况下患恶性肿瘤的患者年龄越小，其癌细胞分裂增生的速度相对来说就更快，肿瘤细胞恶性的概率和程度会更高，如得不到合理的治疗，预后会更不理想，相对的存活率也更低。

身体某个器官功能较虚弱和是否更容易发生功能衰退与个体健康状况、受到的精神压力和情绪波动、家族遗传基因、饮食、生活环境、生活习惯、学业与工作压力、人际关系及其自身其他系统器官功能的高低与相互支持都有密切联系。笔者认为，导致癌症的关键因素是健康状况下降和人体机能减退、自身免疫功能低下，当健康状况和器官、细胞组织功能得到了改善，且有效地提高了身体的免疫功能，就能有效预防癌症和提高治愈癌症的概率。

当人的健康状况不断下降，必然会导致人体器官的功能减弱、衰退，如果没有及时改善这些器官和细胞组织的功能，就十分容易出现器官和细胞组织被迫代偿性增生，并导致细胞核的DNA突变分裂增生，如患者自身免疫功能紊乱或低下，不能及时控制和消灭这些基因（DNA）突变的细胞，就会进一步恶化形成癌症。

红细胞如运输工具一样运送营养、氧气、能量给身体各个器官和细胞组织，同时运载身体代谢废物排出体外。当这个运输工具（红细胞）的运载能力（运载量和运输速度）下降时，身体就会催促"工厂"（骨髓）生产更多的运输工具来投入运营。

同样的原理，当骨髓造出的红细胞质量不佳或功能不全（低下）时，身体就会要求骨髓造出更多的红细胞来满足身体需要，当体内红细胞数量大量增多时，就会出现血液浓稠的现象，可发生红细胞增多症；如果免疫功能紊乱和下降了，骨髓就可能被指令生产更多数量的功能不全的白细胞，可产生白血病；如果免疫功能低下，骨髓被迫生产出更多数量的体液免疫抗体，如 IgA、IgG、IgE、IgM 等，可产生自身免疫性疾病。

现代医学对高红细胞血症红细胞增多症的治疗，医生通常会用小剂量的阿司匹林或华法林来暂时稀释血液浓度以减少单位体积红细胞数量来治疗高红细胞血症血液浓度；用免疫抑制剂抑制骨髓的生产制造能力来减少和治疗白血病或自身免疫性疾病。笔者个人观点认为，这些都是没有理解形成原理下的"治标不治本"和方向性与原则性错误的认识和疗法。

接下来讨论和分析治疗癌症的方法和理念。

因遗传因素和个体差异，不同人体内的某些器官相对较弱，就容易出现功能不全、紊乱、功能障碍或减退，都可导致其器官细胞被迫代偿性增生，这些增生的细胞由于没有足够的营养供给与支持，而且生长过快，使其不得不通过 DNA 的突变和细胞核早期分裂加速分化成更多的细胞核未成熟细胞，这就是可通过病理组织活检，观察其细胞核分裂（分化）的程度来判断活检细胞是正常细胞、变性肿瘤细胞还是癌症细胞，从而得出其恶性程度的原理。

当人体免疫力下降，白细胞质量和免疫功能下降，自身免疫力无法有效保护身体，人体生命中枢就会发出指令让骨髓代偿性生产出更多的白细胞，当血液中出现大量早期分化、功能不全的白细胞时，就形成白血病。

如果是淋巴细胞质量与功能下降，身体的淋巴腺就会代偿性生产出更多的早期分化的弱质、功能不全的淋巴细胞，形成淋巴瘤或淋巴癌。

如果骨髓产生骨质疏松，缺乏包括钙、铁、镁、磷等矿物质等微量元素和维生素，骨髓的造血功能就会减退，其骨髓生产出来的红细胞功能不好，不能供应足够的氧气、营养和能量给患者，就会造成患者面色苍白、易疲劳、气促。其中，部分患者的骨髓就会代偿性增生更多的质量不佳的红细胞，造成患者的血液黏稠度增加，使血压升高，并容易造成血栓与脑血管意外（中风），形成红细胞增多症，严重的会形成红血病（恶性）。

即使每天不断用小剂量的阿司匹林或华法林来稀释血液，或用免疫抑制剂来抑制骨髓生产红细胞、白细胞、血小板及免疫抗体等，这都是治标不治本的治疗，只能暂时稀释患者的血液浓度，长期服用会造成对消化系统和肾脏的损害，影响患者吸收食物中的营养来支持身体各器官的功能和康复，并最终导致患者的骨髓功能衰竭，只能依靠输血维生，最终结果是多系统器官缺乏营养供血衰竭而亡。

癌细胞产生的关键原因是：人体的健康状态不佳，导致人体器官和细胞组织功能不全或功能减退而使代偿性增生产生的细胞核基因突变和细胞核的早期分裂，形成癌细胞；免疫功能紊乱与低下，不能及时辨认和攻击消灭变异了的癌细胞。当我们明白了癌细胞产生的关键原因后，我们治疗与预防癌症的重点就是怎样去改善人体的健康状况和提高自身免疫功能。

正如第一章所述，要根据患者个体差异先从改善患者的睡眠质量和消化吸收功能着手，当患者的睡眠和消化吸收功能改善了，就能逐步吸收更多营养和补气血的中药，进而支持各系统器官的功能和骨髓的造血、生产白细胞、生产免疫抗体的功能，达到改善患者体质和提高患者自身免疫功能。

癌症越早治疗疗效相对越好，康复的概率就越大。但现实中临床上所见的多为癌症晚期有了全身转移的患者，很多都是无法睡觉、无食欲的患者，只是依靠止痛类药物来减轻疼痛，医院的医生告诉他们已无能为力了才寻求自然疗法等不同疗法的帮助。

笔者帮助治疗的这些癌症晚期患者多数都伴有全身功能衰退，但只要这些患者还能进食，还有消化吸收能力，就有一线生机。就可以通过改善消化吸收功能，支持、改善患者器官细胞的功能来与癌症作斗争，通过改善血液质量和促进局部血液循环，还可有效地减轻患者的疼痛、失眠等痛苦，提高生活质量并延长寿命。但这些治疗对肝癌晚期伴有腹水的癌症患者疗效不理想，因为肝癌晚期患者的消化吸收功能已近乎完全衰竭，几乎完全没有了消化吸收的能力，不能进补和吸收营养，就没有了生机，没有了逆转、恢复的可能性。

根据笔者的经验，只要改善了患者的睡眠质量和食欲，癌症患者就有了生机，只要患者能够吸收补药和营养，患者的健康状况就会有逐步改善的机会，生活质量就能获得提高。

笔者常常告诫和鼓励晚期癌症患者，与癌症战斗就如一场很艰难的战争，因为癌症晚期患者的各个系统的器官功能都衰退或接近衰竭了，即使减轻了疼痛，改善了食欲和睡眠质量，患者的精神、气力都有所进步和改善了，生活质量也提高了，有了逐渐恢复的可能性，但由于晚期癌症患者的免疫系统功能还是比较低下的，一旦受凉、感冒、食物过敏或发生泌尿系统感染，都会引起很多并发症，如感冒导致肺炎，食物过敏或中毒引起胃肠炎，尿道感染导致肾功能衰竭，等等，都可能导致病情急转直下引起全身器官衰竭而死亡。

这是因为晚期癌症患者免疫系统功能和其他系统功能都较衰弱，容易发生感染，而感染后不得不使用抗生素来抗感染，即使抗生素能控制细菌感染，但抗生素对患者的消化系统、泌尿系统的肾脏、骨髓造血功能都有很大副作用和抑制作用，加重了患者的肝肾和心肺负担，引发患者心肺衰竭、肝衰竭、肾衰竭、骨髓造血功能衰竭而死亡。

临床，当医生发现患者被感染时就会使用抗生素，因为如果不使用抗生素，感染就可能会扩散、失控，甚至会导致死亡，医生就有失职渎职的责任。

这是个两难的问题，如果用中药、自然疗法中的天然消炎解毒药物（如黄连解毒丸、穿心莲、六神丸）等来控制感染，虽然可以减轻身体器官的负担，降低器官衰竭的概率，但控制感染的效果肯定没有抗生素好，万一感染扩散造成死亡谁也承担不起责任；而且这些清热解毒的凉性和苦寒的中药对体质虚弱的癌症患者也是有毒副作用的，如常服药会使部分患者变得疲倦乏力、面色苍白、头晕目眩、头痛等，所以也要根据患者个体差异来谨慎使用，忌大剂量或长期服用。

因此，对晚期癌症患者的护理与治疗，与患者家属及时沟通是十分有必要的，要与患者家属共同做好预防感冒、感染等保暖和卫生措施，尽可能避免各种感染，提高患者的存活时间及生活质量。万一患者发生感染，在使用抗生素抗控制感染的同时，有必要采用改善消化吸收、利尿、补血的中药配合治疗，减轻患者肝、胃、肠的负担，以尽可能地减轻使用抗生素带来的副作用。

笔者临床上常用改善局部血液循环，增加供血，就能有效地消除充血水肿和炎症，减轻和消除了疼痛，就有了体力对抗癌症，就有了延长生命与生存的希望，只能一步一步来，病向浅中治。通常初步改善的效果都是很明显的，这样就可增加患者战胜疾病的信心。医生在进行治疗的同时，精神上的鼓励也是十分重要的，因为消极情绪是大多数癌症患者睡眠质量不佳和免疫功能低下的主要原因，除了改善症状和提升自身体质，精神鼓励疗法也是必不可少的。

而事实上，加用中药酒按摩、电疗能刺激增加局部血液循环，减少局部充血水肿，减缓疼痛，使患者不用服食减弱食欲的止痛药。用如安神定志丸、柏子养心丸等安神类中药则能改善患者的睡眠质量和效果。再按患者个体差异用健脾

常见慢性病的心结与新解：医学逻辑思维

胃祛湿中药和流质饮食来增加患者的食欲和营养支持。当患者有了食欲后，就可进一步补充营养和微量元素矿物质（如钙、铁、镁、磷等）来支持骨髓生产出更高质量的红细胞、白细胞、体液抗体等以提高免疫功能。

笔者在临床上治疗过很多种类型的癌症，通常情况下，生长在血液循环越丰富的地方癌肿进展得越快，恶性程度也越高，如肝癌、胃癌、肠癌、肺癌、骨髓内的骨肉瘤等，这些部位的血液循环都是较为丰富的。癌细胞生长在血液循环丰富的地方，相对获得的营养供应就多，所以生长速度更快就不奇怪了。

而血液循环丰富的部位，理论上免疫抗体也更多，免疫抗体存在于血液中，所以只有当免疫抗体功能低下时，才不能及时有效地识别细胞核变异和早期分化的癌细胞，并清除这些癌细胞。

为什么患者的器官功能会衰退和免疫功能会变得低下呢？以笔者的临床见闻、经验与医学逻辑思维来分析，绝大部分癌症患者都患有大脑神经功能紊乱病症，如有易焦躁不安、精神紧张、睡眠质量不佳、抑郁等健康问题，继而影响了消化吸收，因不能吸收利用足够的营养去支持各器官的功能，这才导致遗传基因较弱的器官出现功能减退、衰退，引起对应器官的细胞早期代偿性分裂增生。而同时由于营养不足和营养质量不佳，没有足够好的营养支持骨髓生产高质量的红细胞和足量的免疫抗体，这才造成了患者的免疫功能低下，不足以及时识别并清除细胞核早期变异分化的癌细胞。这才是癌症产成的真正原因。

以上虽是笔者的个人观点和逻辑分析，但都是合理的理论，谨供大家参考。

第十三章 自身免疫性疾病的分析与探讨

第十三章　自身免疫性疾病的分析与探讨

自身免疫性疾病（autoimmune disease），是指机体对自身抗原发生免疫反应而导致自身组织损害所引起的疾病。

自身抗体的存在与自身免疫性疾病并非两个等同的概念，自身抗体可存在于无自身免疫性疾病的正常人，特别是老年人，如抗体甲状腺球蛋白、甲状腺上皮细胞、胃壁细胞、细胞核 DNA 抗体等。有时受损或抗原性发生变化的组织可激发自身抗体的产生。

要确定自身免疫性疾病的存在一般需根据：①有自身免疫性反应的存在；②排除继发性免疫性反应的可能；③排除其他病因的存在。

现代医学认为，自身免疫性疾病是一种免疫缺陷病，是免疫系统先天发育不全或后天受损导致的免疫功能降低或缺失所引起的一组疾病。原发性免疫缺陷病是遗传因素或先天因素使免疫系统在发育过程中受损导致的免疫缺陷病。原发性免疫缺陷病包括 B 细胞缺陷病、T 细胞缺陷病、T 细胞和 B 细胞联合缺陷性疾病、吞噬细胞缺陷病以及补体系统缺陷病。继发性免疫缺陷病是后天各种因素造成的免疫系统功能障碍引起的免疫缺陷病，可继发于肿瘤、免疫抑制剂的使用或感染性疾病等。

免疫缺陷病的共同特征是：

（1）抗感染能力低下，易反复发性严重感染。

(2）易患肿瘤，大多数是由致癌病毒所引发。

(3）易伴发自身免疫病，原发性免疫缺陷者有高度伴发自身免疫病的倾向。

(4）临床表现和病理变化多种多样。

(5）多数原发性免疫缺陷病有遗传倾向。

(6）50%以上的原发性免疫缺陷病从婴幼儿时期开始发病，有时也于成年后才出现临床症状。

自身免疫系统产生对抗体内正常细胞的大量抗体，造成不正常的过度炎症反应或组织伤害，进而影响身体健康造成疾病，这些认友为敌、攻击不该攻击对象的抗体，称为自体免疫抗体（autoantibody）。

现代医学认为，自身免疫性疾病的发病原因目前仍不明确，一般归属于自身免疫性常见疾病包括系统性红斑狼疮、乳糜泻、Ⅰ型糖尿病、格雷夫斯病、炎性肠病、多发性硬化症、牛皮癣、类风湿性关节炎等。

本病在诊断上难以鉴定，治疗方式取决于病情的类型和严重程度，常使用非甾体抗炎药（nonsteroidal antiinflammatory drugs，NSAIDs）和免疫抑制剂，也可使用静脉免疫球蛋白。这些治疗会改善症状，但通常不能治愈这些疾病。

据统计，美国约有 2 400 万人（7%）受到自身免疫性疾病的影响。女性发生比例较男性高，通常在成年期间发生。自身免疫性疾病在20世纪初第一次被描述。

自身免疫性疾病是临床上常见的一种复杂的慢性疾病，笔者认为，越是复杂的问题就越是要用简单、直接的方式方法来理解和处理，不宜将问题复杂化。

用医学逻辑思维来分析其因果关系及来龙去脉，虽只是笔者个人观点与见解，但其解析合情合理，并经过30多年临床实践检验，值得医学专家和对此病有兴趣的读者去参考和分析。

为什么自身免疫系统或自身抗体会出现缺陷并攻击自身的组织细胞呢？

这是因为自身免疫抗体质量与功能不全或不佳，不能有效识别正常细胞、细菌、变异的细胞，将正常细胞误认为变异细胞，所以会在攻击变异细胞、亚健康状态细胞的同时，也攻击正常细胞，引起了身体组织的炎症，这就引起了自身免疫性缺陷疾病。

为什么自身免疫系统和抗体会出现缺陷或功能不全呢？

由于先天和后天因素，使患者身体健康状况和各系统器官（包括消化系统、骨髓造血系统）功能紊乱与低下，直接原因就是由于患者消化吸收不良，没有吸收利用足够的营养去改善、修复造血功能紊乱和功能不全的骨髓，使骨髓造血功能紊乱、生产抗体的能力下降，不能生产出高质量的血液细胞抗体和体液免疫抗体，使患者的免疫功能下降、功能紊乱、功能不全，这些形成了自身免疫缺陷性疾病，只是临床病理检验中以观察到的不同的变异的抗体功能或形态缺陷来命名不同类型的自身免疫缺陷性疾病。

当患者的自身免疫功能下降或功能紊乱、不全时，人体的大脑就会向骨髓发出增产的指令，命令没有足够营养支持的弱质、造血功能紊乱和功能不全的骨髓代偿性增生出大量的早期分化不成熟的白细胞，就形成了白血病；其生产制造出大量不同程度早期分化和功能缺陷的淋巴细胞，就形成了淋巴瘤或淋巴癌；而各人的个体差异不同，如果消化系统功减退，不能提供足够好的营养，功能紊乱与功能不全的骨髓生产出大量不成熟和功能不全的体液抗体、细胞抗体，就形成了自身免疫性疾病或自身免疫缺陷病。

这些弱质、有缺陷和功能不全的细胞抗体或体液抗体不能有效地保护身体，还会无差别地攻击体内亚健康状态或有变异的组织细胞和正常的组织细胞，造成身体器官组织的炎症，使身体出现反复低烧（发热）、疲倦等一系列的症状并发生不同类型的自身免疫缺陷性疾病。

临床上结合症状与实验室检验报告的结果，诊断出自身免疫性疾病并不难，再检测骨质矿物质密度（bone mineral density, BMD），如果骨质密度低下或骨质疏松，血细胞、血小板、细胞抗体、体液抗体的数量和质量有异常状况，就可从侧面了解骨髓的造血功能，就能更好、更准确地帮助诊断出各种类型的自身免疫缺陷性疾病。还可以结合目前最准确的双能量 X 射线吸光度计来检测骨质疏松度；还可观察、分析消化系统器官的消化吸收功能来分析患者的消化吸收功能、身体的营养供应等方法，从侧面了解患者的体质，可帮助分析、判断、证实患者是否患病。

医学逻辑思维认为，无论是先天遗传因素或是后天因素，绝大多数病例的病因都是两者的综合，但最终都会直接影响身体的消化吸收能力、骨髓造血和生产抗体这个关键的因果关系上，而这些功能性下降、变异或自身免疫缺陷性疫病都是可被改善和逆转的。也就是说，只要明白了病因和发病机理，自身免疫缺陷病就可以通过改善身体各系统器官功能来得到改善、逆转，多数病例都可达到临床治愈。

笔者在 30 多年的临床实践中，根据以上原理来指导、帮助改善及临床治愈几百例不同程度的自身免疫缺陷性疾病病例。

其实，临床上也有很简单的方法帮助检查消化功能和骨质疏松程度。例如，我们观看舌体颜色与是否有白色舌苔，可了解消化功能和肠道的血液循环及血中含氧量。如有消化不良，则舌色多稍暗、舌苔厚腻。

自身性免疫性疾病的检测是结合临床症状和实验室检测到有缺陷的 B 细胞抗体、T 细胞、吞噬细胞、单核细胞巨噬细胞和功能紊乱、有缺陷的体液抗体的过度增生，风湿因子等的检验数据与结果来综合分析与判断的。

医学逻辑思维对自身免疫性疾病的治疗建议是，除了针对性地缓解了各系统组织的炎性反应外，应该改善全身各系统器官功能和身体健康状况来帮助患者改善自身免疫系统的功能。

首要的治疗方式是改善大脑神经功能，有效调控消化系统器官的功能，不断改善消化吸收功能，吸收更多高质量的营养来支持骨髓造血和生产出更高质量的免疫抗体，从而使骨髓不再被迫代偿性增生出大量不合格和对身体器官正常组织有攻击性的免疫抗体。

这种对人体大脑神经及各内脏器官的调理治疗可根据患者个体差异，从中药酒、电疗、理疗改善流向大脑神经和脊椎神经至内脏器官的血液循环开始，再适当采用中药治疗，如服用安神定志丸、天王补心丹、柏子养心丸、健脾丸、藿香正气丸等来改善睡眠和消化吸收，再根据病情适当地用滋补的食疗加快改善患者的全身体质和健康状况，使患者自身的自愈能力得到充分发挥和利用，笔者用上述方法改善和治愈了上百例自身免疫性疾病的患者。

如果使用免疫抑制剂和非甾体抗炎药，虽可临时控制症状，但患者长期使用这些化学药物，会增加消化系统器官的负担，并对消化系统器官造成不同程度的损伤，降低了消化系统器官消化吸收能力和身体利用营养的能力，导致人体营养供应不良，使患者体质和健康状况逐步下降。长期服用这些非甾体抗炎药和免疫抑制剂等化学药物，也会抑制骨髓的造血和生产抗体的功能，使患者的骨髓失用性萎缩和功能减退，导致最终要依靠输血维持生命。所以，单独使用免疫抑制剂和非甾体抗炎药并非合适和方向正确的疗法。

笔者并不完全反对用上述药物控制病症的急性发作，但应同时改善患者全身系统器官的功能和健康状况。

细心的读者一定会发现，笔者提出的对各种不同类型的慢性疾病的治疗方法和饮食疗法都是大同小异甚至是千篇一律，这是为什么呢？

因为由医学逻辑思维分析，人体是一个整体，不同类型、不同系统、不同程度的慢性疾病的名称都是不同的医生根据临床症状、实验室检验报告、统计数据和医疗设备检测结果而命名的一种名称，只是疾病的名称而已。而所有这些不同症状、不同人体系统的不同名称的慢性疾病，都是由于人体各系统器官功能在内因（先天不足、遗传因素）和外因（外界环境、细菌、病毒、真菌等感染或放射性刺激、外伤损害等）共同作用下形成的损害结果、表现反应的归纳总结。

同时，通过医学逻辑思维分析，人体是有自愈能力和自身免疫功能的，我们应该在理解各种慢性疾病的病因、发病机理和预后及各种可能的并发症的基础上，有效控制、减低不同疾病症状的同时，有针对性地帮助患者改善其自身免疫功能和自愈能力，这才是不断改善和提高患者体质、自愈能力、免疫功能和各系统器官的功能、健康状况，有效对抗不同疾病和提高患者寿命及其生活质量的正确之道。

笔者信奉——Simple is the best，即简单的才是最好的。

这是笔者医学逻辑思维相关理论的首次出版，该理论适合不同疾病、人体健康、医学研究、医药原理研究的理解与分析。笔者希望日后能分享更多相关疾病和最新医学研究结果的逻辑思维分析与探讨。希望社会各界更多有资源的人士能够帮助医学逻辑思维理论的普及、推广和发展，以更好、更广泛地帮助更多有需要的患者，造福于社会。有兴趣的读者请继续关注笔者后续相关"医学逻辑思维论坛"的视频、讲座。

谢谢大家的耐心阅读。